Sex
性
心理学
Psychology of
A Manual for
Students
[英] 哈夫洛克·霭理士（Havelock Ellis）著
潘光旦 译
U0839752

下册

華中科技大學出版社
http://www.hustp.com

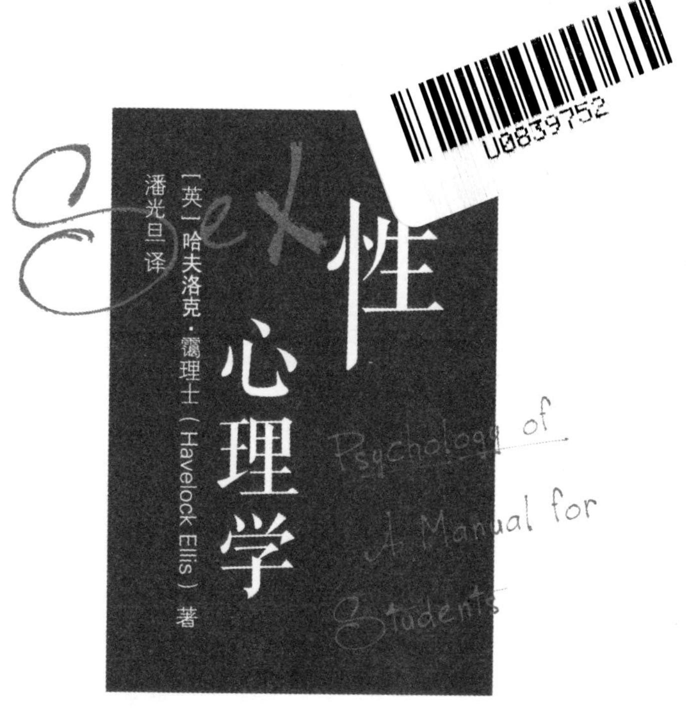

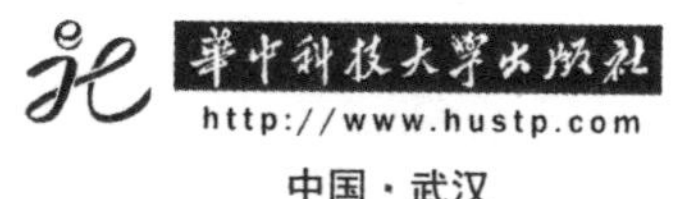

中国·武汉

目录

性心理学

第二篇 性的教育

第三篇　性的道德

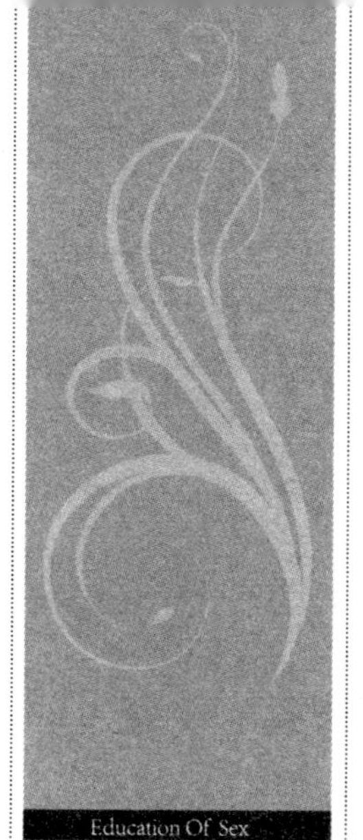

第二篇
性的教育

译　序

谁都承认性是当代许多重大问题里的一个，也谁都承认霭理士（Havelock Ellis）是对于这个问题研究得最渊博、最细到，也是最有健全的见地的一个人。他的《性心理学研究录》，到1910年为止，一共出了六集，他几乎把性心理的各方面都已包举在内了。但霭氏犹以为未足，以后又陆续有些新的研究文字发表，到1928年，归纳为一个第七集。这七大集里的笔墨，都是直接以性的题目做对象的，其他比较间接的作品还多，其中有科学的研究，如《男与女》（*Man and Woman*），有艺术的欣赏，如《生命之舞》（*The Dance of Life*），也有问题的讨论，如《社会卫生工作》（*The Task of Social Hygiene*），旨趣虽殊，其中心一贯的思想则一，就是，性与人生。

《性心理学研究录》的第六集的总题是《性与社会的关系》，其中包括《母与子》《性的教育》《性教育与裸体》《性爱的估值》《贞操的功用》《禁欲问题》《娼妓》《花柳病的征服》《性道德》《婚姻》《爱的艺术》《生殖的科学》等十二个分题。本书便是第三分题——性的教育——的译文。在各分题中，自然要推它为最基本，与青年生活的关系也最较密切，所以我拿它做一个最初的尝试，倘若成功，当进而选译其他的分题。

任何一本讨论问题的书总有它的时间和空间的限制，本书当然不是一个例外。就时间而论，从最初在美国出版以至今日，它已经有二十四年的历史，二十四年前的资料，到今日当然有一部分已经不很适用，例如，叙“性教育的书籍”的第九节。就空间而论，一本在英国写、在美国印的书，移到中国来读，即使假定民族文化之间没有多大的歧异，已不能期望它完全适用，何况民族文化之间确乎有许多不同之点，而目前的题目又不是别的，而是变化万端的性的题目呢?

这空间上的限制，亦即文化背景的限制，是最显明不过的。原始民族对于性的看法，总是很健全的。文化发达以后，此种健全的程度，便有减少的倾向，但也不一定，例如希腊的文化与罗马初期的文化。中国也是很好的一例。文化的发达一定得转个弯，把人类自身的重心与自身的福利看模糊了，健全的看法才会一变而为病态的看法。例如基督教发达以后的西洋文化。中国文化，在佛教东来以后，也几乎步西洋文化的后尘，我们在篇末译注里所引的那一首达摩禅师的《皮囊歌》，就十足代表着一种病态的看法，后世善书里所刊行的种种“戒淫”文字，便十九是这种看法的推演，或至少采用此种看法，把它当做“淫”所以不得不戒的一大理由。但是就大体而论，在中国文化里，这种看法究竟是外铄的，不是固有的。我们心目中的性，始终是一种现象、一个事实，从来既没有把它捧上三十三重天，也没有把它推下十八层地狱。我们应付性生活的原则，始终是一个“节”字，一面固然反对纵欲，一面却也从没有主张过禁欲。“淫”字的原意之一便是“溢出”“过甚”“失当”，所以久雨而溢，叫做“淫雨”（《礼记》）；执法过度，叫作“淫刑”（《左传》）；滥施恩惠，叫做“淫惠”（《申鉴》）。两性之间的关系，自然也不是例外，所以“不能以礼化”（《诗序》）的结合，便叫做

“淫奔”，所谓礼，所指也就是分寸与节制的原则。就是后世的戒淫文字，虽则夹杂上一些释氏臭皮囊的看法与因缘果报的宗教笔墨，究其极，也不过志在劝人安于婚姻生活罢了。至于根本以性为秽恶、以性行为为罪过的态度，终究是没有。

我们在性教育的方面，不用说，也是向来没有什么设施的。但因为我们传统的对于性生活的态度还算健全，真正可以阻碍性知识的获得与性发育的自然的势力，倒也很少。做男子的，在这方面，七拼八凑的，总可以取得一些将就得过的准备，是可以无疑的；做女子的，至少在出嫁的前夕，总可以从母亲那边知道一些婚姻生活的实际与意义。我们虽不明白的指导子女，我们却也并不对他们一味的缄默、特别的掩饰，到不能缄默与掩饰时，便满嘴的撒谎。在这种比较任其自然与不干涉的局面之下，我们的性生活虽未必圆满，但性的变态心理与变态行为也似乎并不多见。德国性心理学家希尔虚弗尔德（Magnus Hirschfeld）三年前到中国来演讲，也就注意到这一点，并且曾经说过几句赞许的话。

在西洋，情形可就不同了。因为他们所见的性是龌龊的，所见的性行为是有罪的，于是便不能没有“缄默的政策”，不能没有“造作的神秘主义”，不能没有“伪善的贞洁观念”。于是对于婴儿的由来，大家不能不说谜话，让儿童自己去摸索；对于婚姻生活的究竟，大家更不能不守口如瓶，让女儿自己去碰运气。于是在上级的社会里，连一个腿字都不能说；在男女杂遝的场合里，身体可以半裸，可以有种种皮里阳秋的诱惑挑逗，但若裤子上撕破了指头大的一块，全场空气，便可以突然黯淡起来。这种精神生活上的自作自受的禁锢与自甘下流，在最近四五十年之间，虽已经减轻不少，但依然时常可以遇到。霭氏这篇文章，一半是以解放、澄清做职志的，所以有很大的一部分是消极的清道夫的工作。对于中国的读者，这一部分虽不无相当的趣味，可作海国奇谈读，但并非必要。

然则这本小书的价值又在哪里呢？我在上文说过，中国人对于性的看法不过是大体上比较的健全而已，若就其细节目而言，则不健全的地方正复不少。这些不健全处便须纠正。此其一。自西化东渐，西洋文化中的糟粕，包括旧的性观念在内，也成为输入品的一部分，而竭诚接受它的也大有人在。一部分的基督教的信徒就在其内。对于这些人，这本小书也自有它的贡献。此其二。这还都是消极一方面的话，若就积极的价值而言，它终究是一篇专论性教育的文字，于清除粪秽、摧拉枯朽之外，毕竟大部分是建设的笔墨。这种建设的笔墨却是我们向来所没有的。此其三。

这种建设的笔墨中间，也有好几点是值得在这里特别提出的。第一，性的教育原应包括性与人生关系的全部。所谓全部，至少可以分做三部分，一是性与个人，二是性与社会，三是性与种族。坊间流行的性教育书籍，大率只讨论性与个人卫生的关系，最多也不过因为花柳病的可惧，勉强把社会生活也略略提到罢了。霭氏便不然。他是各部分都顾到的，我在此不必举例，这种能抓住问题的全部的精神，也决不是一二单独的例子所能充分的传达，总得让读者自己去随在理会。

第二，在霭氏心目中，性教育的施教方法也是和生活的全部打成一片的。教育家说，生活就是教育，社会就是学校；霭氏对于性教育也有同样的见地；所以家庭里的母亲与学校里的教师而外，医师有医师的责任，牧师有牧师的贡献；自然历史的训练而外，文学可以助启发，艺术可以供观摩。必也全部的社会与文化生活能导人于了解、尊重与欣赏性的现象与经验之域，性的教育才算到达了它的鹄的，否则还是片段的、偏激的、畸形而不健全的。霭氏之所以不斤斤于教授方法的细节目，所以十分信任儿童在发育时代那种天然纯洁的心理与自动的能力，所以主张做母亲的人但须有正确的观念、光明的态度、坦白的语气，以激发儿童的信托之心，而无须乎多大专门的知识——原因也在于此。

第三，霭氏于一般的启发功夫之外，又主张在春期开始以后，举行一种所谓诱掖的仪式，使青年的新发于硎的心理生活可以自动的控制与调节它的含苞乍放的生理生活，而无须乎外界的制裁。他说，“我们总得明了，‘春机发动’中所指的春机，不但指一种新的生理上的力，也指着一种新的精神上的力。……在春机发动期内，理想的世界便自然会在男女青年的面前像春云般的开展出来。审美的神妙的能力、羞恶的本性、克己自制力的天然流露、爱人与不自私的观念、责任的意义、对于诗和艺术的爱好——这些在这时候便都会在一个发育健全、天真未失的男女青年的心灵上，自然呈现……”又说，诱掖的仪式的目的是在“帮助他们，使他们自己可以运用新兴的精神的力量，来制裁新兴的生理的与性的力量”。（第96—97页）这种见地与建议真是得未曾有。性教育到此便和伦理教育、宗教教育、艺术教育打了一笔统账，而一个囫囵的人格，便于此奠其始基。这种诱掖的仪式原是健全的原始民族所共有的一种经验，霭氏相信我们不谈性的教育便罢，否则此种民族的经验总有换了方式复活的一天。

第四，霭氏一面极言性教育的重要，一面却也深知性教育的限制。凡是谈教育的人，大都以为教育是一种万能的力量，远自中国古代的孟荀，近至哥伦比亚大学师范学院毕业的教育专家，几乎谁都有此笃信。霭氏却是一个例外。他开宗明义，就讨论到遗传与环境的关系。遗传健全的人，固然可因恶劣的教育的阻挠摧残，以致不克充分发展，但对于遗传恶劣的人，就是在性的生理与心理方面，天然便有阙陷的人，良好的教育亦正无能为力。这一层精意他在第一节以外也曾再三的提到。一个人的智慧，应从了解一己的弱点始；教育的功能，也应从从事教育的人明白它的限制始。近年来时常有替性教育的题目过事铺张的人，观此也可以废然思返了。

* * * *

最后，我要把这一本小书作为纪念先父铸禹公（鸿鼎）之用。先父去世二十一年了，因为他去世得早，生前又尽瘁于乡国的事务，对于儿辈的教育没有能多操心，但对于性教育的重要，他是认识得很清楚的。记得有一次，因为有一位世交的朋友有手淫的习惯，他在给我的大哥的信里，便很详细的讨论到这个问题。他曾经从日本带回一本科学的性卫生的书，我在13岁的时候初次在他的书橱里发见，他就容许我拿来阅读。明知书中叙述的种种，不是我当时的脑力所能完全了解，但他相信也不会发生什么不健全的影响。有时候我们看些有性的成分的小说，他也不加禁止。他当时那种态度，如今追想起来，竟和霭氏在本篇第二十四节所采取的很有几分相像。显而易见他是一个对于青年有相当信任心的人；他虽不是一个教育专家，他却深知在性的发育上，他们需要的是一些不着痕迹的指引，而决不是应付盗贼一般的防范与呵斥禁止。

一　环境与遗传

作者讨论的总题目是性的心理学，现在又忽然讨论起儿童来，并且把儿童的祖先、父母、受孕、胎养，甚而至于婴儿时期，都看得很重要，读者不是要说离题太远了么？事实上却不是这样。我们这样讨论，不但没有离开题目，并且讲到了性的问题的根本了。近来日积月累的科学知识都告诉我们，一个孩子的心理或精神方面的本性，和生理与结构方面的本性一样，也是根据着遗传和教养的，换一种说法，就是一端根据他所隶属的血统的品质，一端也看他早年的将护，是不是适当，能不能维持他原有的良好的血统。

我们当然要记得，血统和教养对于一个人的命运所发生的影响是很难分轩轾的。教养的影响比较显明得多，所以不大容易受人忽视。但是血统的影响却没有那样明显，所以就在今日，我们还可以碰见一些比较知识浅薄或成见满胸的人整个儿的否认它的存在。但是这一方面的新知识逐渐增加以后，使大多数人知道遗传的力量是怎样的无微不至，我们相信这种错误与可以败事的见地自然会像烟消云散般的化归乌有。要知一个社群里的民众大体上一定得同时兼具良好的血统和良好的教养，健全的文化才能够在他们中间发展。遗传对于生命的影响，固然到处可以看出来，但是在性的范围以内，尤其是来得深刻，来得清切。我有一位俄国朋友，他的出身极好，做人也极斯文，他曾经把他幼年的生活详详细细的告诉我听，从他这一番话里，我们就可以找寻一些材料，来证明我上面所说的话。他说他从小和他的弟兄姊妹一起长大，中间有一个姊妹却是从别处来的；她是一个娼妓的私生子，生产后不久，母亲就死了，后来就归了他家里抱养。但是在待遇上，她和其余的小孩没有分别，所以大家一向没有知道她是外边领来的。可是从小她的脾气就和其余的小孩不同，喜欢撒谎，喜欢捣乱和虐待别人，并且很早就表现下流的性的冲动；虽则和其余的儿童一样受教育，她终于步了她母亲的后尘，在她22岁的时候，并且因为抢劫和杀人未遂的罪名，被充军到西伯利亚。一个碰巧的父亲和一个当娼妓的母亲所产生的子女不一定都是坏的；不过目前这一例的遗传大概是坏极了，遗传既坏，虽有好的教养，结果还是凶多吉少。

二　性冲动的早熟的表现

我们的讨论进入婴儿时期的时候，事实上我们早已走过了性生活的最先的基础和原有的可能性；有时候我们并且已经可以观察到真正的性生活的起点。一个不到十二个月的婴孩往往已经会有所谓“自恋”的表示[1]。这种表示究属是不是属于常态，是不是可以当

[1]　一人性的发育，自幼至壮，可分为“母子认同”“母恋”“自恋”“同性恋”与“异性恋”等段落，详见拙著《冯小青》，原系新月书店出版，现改归商务印书馆。——译者

做属于常态看待，学者议论不一，我们在此并不预备讨论[1]。在初生的时候，些少月经的作用和乳腺的分泌作用，有时也会发生[2]。在这时期内，神经方面和精神方面的性的活动，似乎已经像水的源头一般，在汩汩的流动，过此以往，便逐渐扩大，流域越来越广，到得春机发动的时期，便像长江大河，一泻千里了。

有人说一个十分健全的人，在婴儿与孩提时期在神经和精神方面不会表现什么性的活动。这话也许有些道理，并且也许是确实的。但是这种活动依然是一种比较时常遇见的东西，既属时常遇见，我们就不能说一定要等春机发动期来到，才有注意到性卫生与性教育的必要了。

早熟的体格方面的性的发展，是一种比较不常见的变异，但非完全没；有威廉士（W. Roger Williams）在这方面有过一些很重要的贡献[3]。这种早熟的现象，本以女子为多。威氏的研究中包括二十个男童与八个女童，他在女童中不但发见早熟的人数

---

[1] 婴儿“自恋”的种种表示，详见作者所著的《自恋论》（*Autoeroticism*），载在《性心理学研究录》第一集。又德国学者冒尔（Moll）曾于1909年刊行一书，叫做《儿童之性生活》（*Das Sexualleben des Kindes*）。

[2] 关于初生后与幼婴时期中性腺及乳腺的活动，法人瑞努夫曾于1905年作一论文加以推敲，文名《性的重要关头与脂儿及初生婴儿的性的表现》（Camille Renouf, *La Crise Génital et Les Manifestations Connexes chez le Foetus et les Nouveau-né*）。唯瑞氏对于此种表现未能有圆满的解释。

[3] 威氏曾著一论文曰《一百余个性发育特早的例子》，并附有摘要总论（*Precocious Sexual Dovelopment with Abstracts of over 100 Cases*），见1902年5月《不列颠妇科杂志》（*British Gynaecological Journal*）。

多，并且早熟的程度也要深，其中有在8岁时[1]即受胎的，至于男童，则至早须13岁方能证实真有生殖的能力。这大概是不错的，因为13岁也是男子精液中最早发见有精子的年龄，在此以前则但有液而无精。反是，富尔布林格（Fuerbringer）与冒尔（Moll）发见有到了16岁，甚至于16岁以后，依然没有精子的。在男童中间，性的早熟往往和一般体格的进展有联带关系，但是在女童中间，这种联带关系比较要少，性的部分尽管早熟，一般的体格也许和其他同年龄的女子无异[2]。

早熟的性的冲动大都是模糊的，也是不常有的，并且多少是近乎天真的。但也有例外，美国底特律城（Detroit）的里奇（Herbert Rich）医士曾经叙述过一例：一个早熟的男孩子，从两足岁起，对于女孩子和妇人，便感觉到深切的性的兴趣，他的一切思想和行为都集中在她们身上，想和她们发生性的关系[3]。至于早熟现象的一般的证据、它的普遍性的大小、它的意义等等，美国心理学者推孟（L. M. Terman）曾经把它们从旧的记载里选辑起来，成为一篇专门的文章[4]。

男婴阴茎时常发生的挺直作用大率是没有性的意义的，因

---

[1] 本篇所用年龄概照西式算法。——译者

[2] 德国尝有一5岁之女童，其性发育特早之情形曾经某学者详细加以叙述，并附有图说，见1896年《民族学期刊》（*Zeitschrift für Ethnologie*）第四种，第262页。

[3] 见1905年11月之《医学家与神经学家杂志》（*Alienist and Neurologist*）。

[4] 即《早熟之研究》，见1905年4月《美国心理学杂志》（*American Journal of Psychology*）。

为它不过是一种反射作用；但冒尔说过，一经引起婴儿的注意以后，它也许会取得性的意义。有几位专家，尤其是弗洛伊德（Freud）以为婴儿的种种活动的表现中，有一部分是有性的来源的，例如，大拇指的吮咂；弗氏也信性的冲动往往可以表现得很早。普通以为孩提期内是没有性的本能的，这一点弗氏认为是很严重而同时也是极容易借观察来改正的一个错误；极容易改正而依然不免成为普通的误解，他也觉得很诧异。他有一次说："实际上性的本性是与生俱来的，自哺乳时期以入孩提时期，谁都可以有一些性的感觉，至于性的活动与情绪，虽发见较迟，但在孩提时期结束以前，即春机发动期以前，也是几乎谁都可以经验到的。"[1]弗氏这一番话，冒尔认为是形容过甚之词，我们不应该接受，但同时他也承认孩提时期的情绪，究竟哪一部分是性的，哪一部分是非性的，确乎是不容易分析，甚而至于无法分析[2]。冒尔自己也以为八足岁以后的性心理的表现是一种常态，而不是病态，又以为体气虚弱或遗传恶劣的儿童往往不免早熟的倾向，但同时他自己也发见过若干例子，虽在八九岁的时候已呈早熟之象，而此种早熟并没有妨碍他们的健全的发育以至于成人。

孩提时期一些雏形的性的活动，和联带的一些性的情绪，只要不太引人注意，或太过成熟像成人一般，总得看做常态的一

[1] 引自《儿童的性的启蒙》（*Zur Sexuellen Aufklärung der Kinder*），载在1907年出版的《社会医学与卫生》（*Soziale Medizin und Hygiene*）第二册。读者如欲得一更详细的讨论，则宜参阅弗氏于1905年所出版之《性学说三论》（*Drei Abhandlungen zur Sexualtheorie*）。

[2] 见冒氏所作《儿童之性生活》（*Das Sexualleben des Kindes*），第154页。

部分，而不是变态；同时我们固然得承认，假若他们和恶劣的遗传同时存在，便不免要闹出乱子来。但在健全的儿童，过了七八岁以后，这种活动与情绪便不会产生什么恶果，并且和其他的游戏或“好弄”性的活动丝毫没有分别。据德国学者格鲁士（Groos）网罗得异常丰富的材料而论，可知游戏一道，实在是一种良好的教育的过程，对于一切高等动物如此，对于人也是如此；教育的功用在准备，儿童时代在游戏中的所作所为，便是成人时代所作所为的雏形。格氏在他的那本名著《人类的游戏》（*Spiele der Menschen*）里，便把这一层见地应用到儿童的性的游戏上去，并且从文学作品里引了些证据，来加以坐实，例如凯勒在他的《村中的罗密欧与朱丽叶》（Keller，*Romeo und Juliet auf dem Dorfe*）里，便十足的描写着童年的种种恋爱关系；又如苏尔兹麦柯斯基（Schultze-Malkowsky）叙述一个7岁的女子的生活，也很能够把这时期内女童的性的表现，充分的烘托出来[1]。

三　童年的性的游戏与性的情绪

布洛克（Bloch）所谈到过的那种儿童期内的性交[2]是在许多地方可以遇到的；但在他们的老辈看去，只当做一种游戏，并不认真。例如在非洲德兰士瓦（Transvaal）地方的巴温达

---

[1] 见《性与社会》（*Geschlecht und Gesellschaft*）第二册，第370页。

[2] 见勃氏《研究录》（*Beiträge，etc.*）第二集，第254页。

人（Bawenda）中间[1]，以及西太平洋德皇威廉岛（Kaiser Wilhelms-Land）上的派普恩人（Papuans）中间[2]，都有这种情况，虽不大张晓谕，至少是得到了父母的允许的。法人高达氏（Godard）也曾经在埃及的京城开罗地方目击到男女儿童间的性的游戏[3]。海孟特氏（W.A.Hammond）在美国新墨西哥也观察到男女儿童做同样的游戏，并且看见还有成年的男子在那里从旁鼓励；他在纽约也遇见三四周岁的男女孩子，当了父母的面，从事性交的游戏，做父母的最多不过是带着笑呵斥一两句罢了[4]。这种所谓“装扮爹娘”的把戏在儿童中间实在是很普通的，并且是完全出乎天真，丝毫没有淫恶的意味存乎其间；并且也并不限于下流的阶级。冒尔也曾经提到这种把戏普遍的程度[5]；同时德国有一个牧师组织的委员会，在调查德国乡村的道德状况的时候，也发见未到学龄的儿童做性交的尝试[6]。儿童性的游戏也不限于所谓“装扮爹娘”的把戏，他如大声亲嘴、下体的裸裎、验看等等，亦所在都有，那其间所装扮的不是“爹娘的把戏，而是医生与病人的把戏了，因为唯有医生才有验看的权能”。有一位青年的英国妇女曾经对我说：“我们女子在学校里的时候（大约

[1] 同596页注[2]所引书，第364页。

[2] 同596页注[2]，1889年出版之期刊第一种，第16页。

[3] 《埃及与巴勒斯坦》（*Egypte et Palestine*），1867年出版，第105页。

[4] 见海氏自著书，《性的痿废》（*Sexual Impotence*），第107页。

[5] 《性欲论》（*Libido Sexualis*）第一册，第277页。

[6] 《德国的性与道德的关系》（*Geschlechtliche-sittliche Verhaeltnisseim Deutschen Reiche*）第二册，第102页。

十一二岁的光景），我们当然不免以彼此的身体做游戏的工具；我们常常跑到校外的田地里，假装做医士，彼此检验；我们也时常撩起了衣服，用手来觉察彼此的下体。”

这一种的游戏并不一定是出乎性的冲动，其间更谈不到什么恋爱的成分。但是恋爱的情绪，往往也可以发展得很早，并且和成年人的性爱没有多大分别。就广义言之，它们实在也是一种游戏，因为广义的游戏是包含一切对成年生活含有准备性的行为而说的，但同时也和一般的游戏，如球戏之类不同，因为从事的人并不把它们当做游戏看。朗图尔（Ramdohr）在一百多年以前，便提到男孩子对于成年妇女的恋爱事件，并且认为是常有的事[1]。此种恋爱的对象大都是异性的，但也有同性的，年纪上虽不相差好远，却多少要比发动恋爱的一方大得一些。这一类的情形比朗氏所提到的更要来得普通。关于这个题目的科学的研究，大约要推美国人贝尔（Sanford Bell）的研究最为面面俱到了[2]。贝氏根据了二千三百件个案的材料，发见3岁到8岁之间的性的情绪的表现大率不出挤在一堆、亲吻、彼此拥抱举起、耳鬓厮磨的并肩而坐、彼此互诉衷曲、在别人前面彼此时刻提起、只爱彼此的淘伴、不爱别人在场、别离时分外伤心、彼此馈送礼物、彼此特别体贴、牺牲、表示妒意——之类。大体说来，女童要比男童为急进，也不怕人家窥破或揭穿秘密。过了8岁以后，女的越

[1] 见1798年出版之《司天的女爱神》（*Venus Urania*）。

[2] 同596页注[4]所引杂志，1905年7月号，论文题为《两性间爱的性绪的初步研究》（'*A Preliminary Study of the Emotion of Love Between the Sexes*）。

来越怕羞，而男的急进的程度却并不增加，并且似乎越来越讳莫如深。在这时期内，性的感觉大率并不集中在性器官上；假若男童的阴茎在此时便能挺直，或女童的阴部已有充血的现象，那贝氏认为是一些过于早熟的例外，而不是常例。但是一般的血的充盈、神经的紧张以及精神上的兴奋是应有的现象，并且和成年时期与成人所经验到的很能够相比，不过程度上稍差一些罢了。贝氏末后很稳健的说，大体讲来，“男女儿童的恋爱和成年男女的恋爱的异同，好比花与果的异同，它中间所包含的生理的爱的成分好比苹果花中所包含的苹果的成分一样，都是很少罢了”。冒尔[1]也认为儿童时期性冲动的初期的表现总不出亲吻与其他皮肤上浮面的接触。冒氏把这种接触特地叫做“厮磨的现象”（Phenomenon of Contrectation）。

四 城乡儿童成熟先后的比较

人家常说乡村儿童的性的天真要比城市儿童的易于保持，因为城市里的性的活动要比乡村里显著与热闹得多。这话是不确的，不但不确，并且有时适得其反。固然，乡村的儿童，因为工作比较劳苦，生活比较单纯，习惯比较自然，而耳目闻见又不很广，在思想与行为上往往要来得纯洁，一直要到成年期终止，才有性的经验。德人亚蒙（Ammon）说从巴登（Baden）征到的士兵，因为习于乡村生活，便是很天真的；

[1] 同597页注[2]所引书，第76页。

他虽没有给什么证据，这观察大概是可靠的。同时，在城市方面，耳目的濡染既多且广，或直接与性的现象有关，或间接可以引起性的欲望，也自不免影响到儿童们的性的发展，使它特别的提早。但是，话虽这样说，我们也得注意，在城市中间，欲望的发展虽早，而满足这种欲望与好奇心的机会却不多。城市是一个比较公开的所在，到处都是耳目，到处有人指摘，到处大家不能不讲些体面——这些情形虽不足以遮掩一切性的刺激，至少这种刺激在成人方面的反应，既满足性欲的行为，又是可以隐藏得过的。在乡村中可不同了；城市中所有的藩篱，虽不能说是尽行撤去，至少要低得许多。一方面，各种家畜的性的行为是遮掩不来的；另一方面，体面是不大讲的，说话也比较坦白粗俗，而儿童在田亩与林木间的生活，事实上又无从管理；于是性经验的机会就俯拾即是了。总之，城市生活对于儿童性的早熟所发生的影响，是在思想与观感方面，乡村生活的影响，则在行为与实际经验方面。

几年以前，德国路德会的牧师们曾经组织一个委员会，来调查性的道德，发见在德国的乡村里，性的活动是很不受限制的[1]；同时冒尔也说淫书淫画的流行，似乎以村镇及乡间为多，而大城市反较少[2]；冒氏始终以为乡村的性生活并不比城市的为大，所以他这种观察，特别值得注意。俄国都市生活与乡村生活的分途发展，比较没有其他国家的显著，但就性生活的自

---

[1] 同599页注[6]。

[2] 同第597页注[2]所引书，第137—139、239页。

由的程度而论，似乎也有同样的情形。有一位俄国朋友写信告诉我说："我不知道左拉（Zola）在他那本《田地》一书（*La Terre*）里所描写的法国乡村生活究属正确不正确。但无论如何，我是在俄国乡村生活里长大的一个人，知道俄国的乡村生活和左氏所描写的很有几分相像。在这种生活里，几乎到处含蓄着性爱的气息"。举目四顾，几乎到处可以看见兽欲的蠢动，丝毫没有隐讳。所以人家以为乡村中的儿童比较纯洁，我却以为市镇中的儿童比较容易保守他的天真。这其间自然也有例外，我不否认。但大体说来，性的作用，在市镇中总要比陇亩间容易遮掩些。性的羞恶之心（不论其为真实的，抑或比较浮面的），在都市人口里也总要比较发达些。一样谈论性的事物，在城市里大家总要婉转一些；就在未受教育的阶级也比乡下的农夫知道一些节制，知道用一些体面的字眼。所以在城市里，成年人可以在儿童面前毫无禁忌的闲谈，而不致引起儿童的惊怪。我们可以说，城市的淫恶，唯其隐蔽，便越见得比乡村的为深。这话也许是的，但既较隐蔽，可以免掉儿童们的耳濡目染，终究是一桩好处。城市的儿童天天可以看见娼妓在街上徘徊，但假若没有人告诉他，在他的观感中，她和寻常女子是没有分别的。但是在乡下，他就随时可以听见东家的姑娘被人"称私盐"，西家的姑娘和人"麦园会"[1]，并且往往描摹得淋漓尽致；至于性交、胎孕、生育等等事实，自然更是听得烂

[1] 此二者俱为江南乡间之土语，"称私盐"指被人玩看阴部，"麦园会"即在麦田中苟合。——译者

熟了。城市里的儿童，见闻极广，不限于一事一物；但是乡下所习见的，日去月来，无非是田间的工作，对儿童是不生兴趣的，其余便是动物的交尾、孳乳和东邻西舍偷婆娘、偷汉子一类的故事了。我们有时说起都市的环境里到处有强烈的刺激，那是想到了成年人才说的，但是要知道这种刺激对于儿童是大率不会引起性的反应的。在乡间却又不然了。假若平日之间，随时可以窥见东邻的大脚姑娘和西舍又长又大的青年汉子在麦田里拥抱，试问一个儿童可以历久不受性的影响么？总之，城市生活里的性的行为比较细密周章，乡村生活里比较粗率坦白，在儿童身上所唤起的反应自然很有分别的。我知道普通总以为凡在对于性的现象讳莫如深的国家里，那种藏垢纳污的情形往往很厉害，也许比坦白率直的国家还要厉害。但我相信这是一个错误的印象。例如英国是一个比较不坦白的国家，在英国社会里我们可以看见不少的遮遮掩掩的光景；走马看花的外国人，比较不老实的，到了英国，往往被这种遮遮掩掩的光景所引逗，从而做种种放浪形骸的举动；但是要知道引逗这种外国人的固然是这种遮遮掩掩的光景，保全一部分英国青年的令节的也未始不是这种同样的光景。无论如何，我们遇见的英国男子里，淫佚放浪的固多，而20岁以外，犹贞洁如处子的，亦复所在而有；但是对于法、意、西班牙等国的青年，我这句话就不敢说了。俄国朋友的这一番话中间，当然有一部分是很对的，但是读者不要忘记，贞操虽然是好东西，假若没有理智的根据，而完全建筑在不识不知之上，是可以陷入于极危险的境地的。

五 儿童对于婴儿由来的解释

上面这一番关于早熟的话固然很要紧，但是性的卫生尤其是性的启蒙工作，倒并不因此种早熟的现象，方才感觉到必要。少数儿童的早熟，原是一大事实，但我们还有一个更大的事实在，使我们不能不领悟到性教育的严重。儿童智力的活动是很早就发生的，儿童们对于生命的种种基本的事实，每喜欢寻根究底的问个不休，这便是智力活动的一大表示，而此种基本的事实终不免归结到性的现象上去。儿童们在这一方面的问题里，最粗浅也是最普遍的是：小孩子是从哪里来的？这个问题是最自然不过的，而儿童的哲学观念里，“本源”或“由来”的问题是必然的最基础的一个；其实在成人的哲学观念里又何尝不是如此，所不同的是，更要来得具体罢了。大多数的儿童对于小孩子的由来的问题，往往很早就有了一个解释的学说，大率由老辈谈话的暗示与一己的观察，拼凑堆砌而成，其错误的程度虽有不齐，其为足供解释之用则一。

美国心理学界的前辈霍尔（Stanley Hall）在这方面曾经搜集过不少的材料。[1]下面就是好几个儿童的回答。“小孩子是上帝在天上做成的，但是圣母甚至于圣诞老公公也会做。做好以后，让他们在天上掉下来，或把他们扔下来，然后娘儿们或大夫把它拾起来。也有时候上帝把他们留在路过的人行道上，或从木梯子上把他们倒退着送下地来，然后再把梯子抽回天上，让母亲、大

[1] 《入学儿童心理的内容》（*Contents of Children's Minds on Entering School*），载在1891年6月之《教授学杂志》（*Pedagogiecal Seminary*）。

夫或看护去接领；小孩子也有坐了轻气球下来的，也有用翅膀飞下来的，但将近地上的时候，就把翅膀丢过一边，跳向耶稣的怀里，由他向各处分送，至于翅膀遗落在何处，他们便记不得许多了。有的儿童说，小孩子是面粉桶里出来的，面粉是黏的，他们就很久的黏在里面，掉不出来；也有小孩子是从卷心菜里生出来的，上帝把他们摘下来放在水里，或路旁的水沟里，再由大夫把他们拾出来送给喜欢小孩子的病人（按：即坐褥的产妇，儿童不知，以为卧病），要不然就由送牛奶的人一早把他们送上门来；小孩子是从地下掘出来的，一说是从小孩店里买来的。”

在英美两国，儿童要寻根究底的盘问时，父母或别人总喜欢对它说，是在花园里一棵树底下或别的地方拾到的；或者说，是医生送来的；这后一说比较要通行，也比较近理。在德国，最普通的讲法是小孩子是鹳鹤送来的。至于这种说法，从何而来，历来也有过不少的解释，大都是根据各地方的民情土俗，加以推测，但都似乎有些牵强[1]。奈客（Naecke）以为彼德曼教授（Petermann）的解释似乎最较近情，就是，鹤是一种吃田鸡的水鸟，一只田鸡在鹤嘴里的挣扎便很像一个四肢划动的婴儿。巴特尔斯（Max Bartels）说冰岛地方所流行的这一类的故事是半真半假，而不全出乎向壁虚造（鹤在那里并没有分，鹤的故事只限于西欧南部的国家，丹麦以北便没有了）。在冰岛北部流行的

[1] 例如德人黑尔曼（G. Herman）所作《性的神话论》（*Sexual-Mythen*），载在《性与社会》第一册第五种，第176页，1906年出版。又如纳客（P. Näcke）所论，见《神经研究简录》（*Neurologische Centralblatt*），第十七号，1907年出版。

是：婴孩是上帝造成之后，而由母亲生产的，母亲的卧床不起，便因生产之故。其在西北部，则以为是上帝将婴儿造成之后，把他交给母亲的。此外，也有以为婴儿先由上帝送了下来，再由收生婆带到房里，母亲之所以卧床不起，为的是可以接近他。（彼处习俗，婴儿初生，不放摇篮中，而放床上）但也有说婴儿是一只小绵羊或一只鸟送来的，这就和鹳的故事差不多了。也有说婴儿是半夜里自己从窗子里进来的。最像事实的一种说法是：婴儿是母亲的奶（乳峰）里出来的，或奶部的下面出来的，因此母亲便卧病在床[1]。

儿童们有时虽知婴儿由母体内出来，这种知识往往十分模糊，并不准确。例如，在许多文明国家里，他们常把肚脐当做出来的关口。这样一个见解是很自然的，一则因为脐孔是很像一个可以通到里面的关口，再则因为脐眼在平日是毫无用处的。同时他们不容易疑心到阴部，因为在女童的心目中，阴部不过是便溺的关口而已，既有便溺的作用，也就不疑有它。（至于男童，自然更不会疑到这一点了）把脐孔当做产门的见解，不但很普遍，并且很持久，在所谓受教育的阶级里的女子，往往有到了成年还不放弃的；这种女子，一壁既以此种问题为不雅驯，平日不想和已婚的朋友多做讨论；一壁又自以为脐孔之说已足以解释一切，更无寻根究底的必要；所以很少有机会发见她们的错误。脐孔之说，初看好像没有什么害处，但在成年期内，是很可以发生危

---

[1]　《冰岛岛民的习惯与信仰》等文（*Islaendischer Brauch und Volksglaube*），1900年《民族学期刊》第二、三两种。

险的，因为她们所注意的既是假的关口，那真的关口反而要受忽略，那危险便可从此种忽略而生。在爱尔撒斯地方（Elsass，德法两国交界处地，欧战后归法国），便流行着不少的民间故事，证明青年女子们，因为溺于脐孔之说，以至于未婚前即失贞的，不一而足[1]。

这一类的故事虽多，精神分析学家弗洛伊德却以为儿童们大都不很相信。据他研究的结果，可知儿童们根据自己平日的观察与思想，另外创立了种种说法来解释婴儿的来到。据他看来，这种说法和原始民族对于世界的由来的说法很有几分相像，往往很聪明，但也总是很不完全的。他在结论里很对的说，这一类的说法，最普通的大约不外三个：第一个，也是三个中最流行的一个，是这样的。男孩子和女孩子在解剖学上实在没有真正的分别；要是一个男孩看见他的小妹妹没有很显著的阴茎，他的解释是妹妹的年岁还不够大，否则便和他自己一样；在妹妹自己也以为这看法是对的。弗氏以为这种看法多少有一些事实的根据，原来在孩提的时期里，女子的阴蒂或阴核相对的见得大些，并且有一些像男子的阴茎。从这一点解剖学上的事实，又产生出两种倾向来。一是成年期内的女子做性梦的时候，有时自以为具备着阴茎。二是凡属性心理学有同性恋的倾向的人，便容易把他这种倾向发展出来。第二个说法可以叫做大便说。小孩子一面既也许以为母亲是有阴茎的，一面又不知道有阴道的存在，于是不免疑心到大便所从出的一个关口，以为生产是和大解差不多的一种作

[1] *Anthropophyteia*，第三册，第89页。

用。第三个说法，大概也是三个中比较最不普通的一个，弗氏叫做性交的虐淫说。儿童想起自己的由来问题时，总疑心到他的父亲决不会完全没有关系。性交和暴力脱不了干系的学说原有一二分真理，但弗氏这个学说究属怎样形成的，我们看不大出来。但无论如何，这说法是并非没有一些依据的。例如，一个儿童和一个同伴打架或角力的时候，往往忽然之间会经验到平生第一次的性的感觉。又如父母居家的时候，有时彼此不免半真半假的做一些含有性的意味的活动，如拥抱亲吻之类，父亲是追逐者、压迫者，母亲是回避者、抗拒者，在此种迎拒挣扎之中，儿童们也不免疑心到性结合与生育的一些底蕴来。弗氏也提到儿童们对于婚姻状态的解释，他发见在儿童心目中，婚姻的状态是一个取消了羞涩的心理的状态；在此种状态中，大家可以面对面小解，或把私处供彼此观看，而不再有什么顾忌。[1]

六 早年实施性教育之益与缄默政策之害

读了上文种种，可知假若我们不谈性的启蒙问题则已，否则此种启蒙的工作很早就得开始。在文化大开的今日，性的启蒙原早就不该成什么问题的，但在我们西洋人中间，这确乎依然是一个问题。三千五百年前，埃及有一位父亲对他的孩子说："我给了你一个娘，你娘在她的身体里独自负了你许久，一个很重的担子，都是

[1] 见弗氏所作《论幼儿的性学说》（*Üben Infantile Sexualtheorien*），载在1908年12月出版的《性的问题》（*Sexual Probleme*）中。

为了你。后来你出了世，她又心甘情愿的继续挑这副担子，你在她的怀抱里，在她的乳头上，足足有三年之久。你的大小便也从来没有叫她打过恶，也没有叫她不耐地说，‘我在这里干什么呀？’你上学堂读书的时候，她天天送家里做的面包和啤酒给你的先生吃。你将来结了婚生育孩子的时候，千万要学你的母亲，她这样生你育你，你也这样生育你的孩子。”[1]不想过了三千三百年，这一类的话我们反而不会说了。

我认为这一点是可以无须多说的。性的启蒙工作应于何时开始，或怎样开始，也许成为问题；但是这种启蒙工作的非做不可，非仔细与谨慎做去不可，万不能再把它交给无知识的甚至于居心不良的同伴或仆妇手中，是再也不能怀疑的了。事至今日，谁都渐渐看出没有知识做保障的天真烂漫是有绝大的危险的。

在芝加哥的白特勒博士（G.F.Butler）[2]说：父母所能给的一切慈爱，宗教所能给的一切的良好影响，耳目接触与友朋来往所能给一切修养——也许可以在一刹那之间化为乌有。到那其间，伦理的计较是没有地位的，甚而至于往往连自非的意识都抛向九霄云外，所剩下的不过是马吉利姑娘所说的“真是甜蜜呀”[3]。白氏又说（这话以前另有人说过，例如葛瑞克夫人Mrs.

---

[1] 阿美利奴：《古埃及人之道德》（Amélineau, *La Morale des Egyptiens*），第64页。

[2] 《情爱和它的联类》（*Love and Its Affinities*），1899年出版，第83页。

[3] 兹所云马吉利姑娘，当系一种比较通俗之典称，唯不审究出何书耳。“真是甜蜜呀！”云云，颇类我国小沙弥见老虎之故事。小沙弥自幼即居庙中，未尝越庙门一步，及长，某日因事外出，途中初次遇一妇人，诧为奇事，归而语其师，师曰：“若所见为虎，善吃人。”小沙弥曰：“美哉此虎！”——译者

Craik），在基督教徒中间，体格越是细致、感觉越是灵敏的分子，便越容易感到性的情绪。在男孩一方面，李德尔顿（Canon Lyttleton）说得好，我们总是把性的教训、把最中心最神圣的一件事实的教训，交给“心地龌龊的同学、男仆、园丁或任何早年便受了充分恶浊的影响以至于不能不在这题目上胡乱发言的人”。至于女孩子呢，法国小说家巴尔扎克（Balzac）很早就说过，“一个母亲尽可以用十分严厉的方法训练她的女儿，可以把女儿卫护在她的羽翼之下，到十六七年之久。但是只要仆妇丫鬟一句话，一个手势，就能够把她的苦心孤诣，一笔勾销”。

下流的仆妇在这方面可以有什么恶劣的贡献，我以前在我的《性心理研究丛录》第三辑《妇女的性冲动》里，已经有过很详细的叙述，现在不必再说。但此种仆妇虽时常遇见，我们决不能说她们占仆妇中的大多数。在这点上我不妨加上几句话。例如在德国，肯特博士（Dr. Alfred Kind）最近把他自己的经验记载着说：“我在青年居家的时候，虽则仆妇丫鬟们的进退好比四月天的阳光与阵雨一样，我却从来没有从她们那边听见过半句不正当的关于性关系的话；她们和我们小主人中间，始终维持着一种友谊和伴侣的关系。”至于在英国，我也可以把我自己的经验和肯特博士的相提并论。这原是不足为奇的。仆妇丫鬟也是好人家的儿女，发育上也未必有什么缺陷，她们的德操纵然未必能做出什么惊天动地的事，至少她们对于儿童们的天真大率能自然而然的知所尊重，不欲在性的方面去引诱或挑逗他们，同时她们也有一种很自然的了解，以为有性的局势发生的时候，主动的该是男的，而不是女的。有此了解，她们纵然有性的兴趣，也不至冒主动的不韪了。

晚近在稍有知识之辈也稍稍感觉到，毫无知识根据的天真烂漫不但是一种过于脆弱的东西，不值得保留，并且是一种极危险的东西，尤其是对于女子；其危险所在，就正因为它没有知识的依据。古德察尔博士（Dr.F.M. Goodchild）说[1]，“把我们的青年送到大城市里去，在种种诱惑和刺激中间讨生活，同时所给他们的准备，却等于零，好像他们此去，是进天国一般——真可以说是一件作孽的事了。”在女子一方面，性知识的缺乏，还有一重危险，就是使她们对于别的女子不能有一种有理解的同情。女子对于其他女子所以不能表示一些同情的缘故，往往是因为她们太不明白生命的事实，否则决不至此。一个很明了这一点的已婚的女子写信给我说：“我真不懂，为什么女子在发育的过程中，对于一己以及别的女子的本性，竟会这样的不理会，不过问。她们在几十年里所获得的对于其他女子的了解，还不到一个最平庸的男子在一日之间所得的一半。”我们于事前既不能在性的方面给女子以相当的教育，我们便只好于事后把保护女子以及维持道德的责任一股脑儿推在警察以及其他有维持治安之责的人的身上，真可以说是“不揣其本，而齐其末了”。冒尔不坚持着说么：贞操的真正的问题，决不在多规定几种法律或多添上几个警察，而在使女子知道性的危险性，从而培植她们在这一方面的责任心[2]？就现状而论，我们一天到晚忙着通过保护儿童的法律，

[1] 《费城之淫业》，载在《论战之坛》（*Arena*），1896年3月号。

[2] 冒尔：《相反的性感觉》（*Konträre Sexualempfindung*），第592页。

同时也不断地叫巡警随在注意。但是法律与巡警的功用，不论是好是歹，事实上是没有效力的。等到要用到它们，往往已经太迟，它们只会在事后责罚，却不会在事前防杜。所以我们还得在根本上去做些功夫。我们得教育儿童们到一个程度，使他们自成为法律，自成为巡警。我们得给他们相当的知识，使他们能够保护自己的人格[1]。我记得有一个真实的故事。一个女子正在学习游泳，教堂里的牧师听见了很不以为然，认为游水决不是闺阁千金应做的事。她不服气，辩着说，“假若我因事坠水，有淹死的危险，便怎么样？”那牧师说，“那你就应该等着，让有男子来到，把你救起。”在这个故事里，我们就可以看出对付女子的两种不同的得救的方法来，一是旧的，一是新的。从来女子可以陷溺的深坑也不止一个了，但是最危险、最容易坠入的自无过于性的深坑了。刚才所提的新旧两种拯救的方法，究属哪一个好，到此自不言而喻。

在近代的情形之下，我们要寻找反对性教育的重要的议论，已经是不很容易。所以我们如今读到法国写实派小说家杜德（Alphonse Daudet）所说的话，便觉得顽固得可笑。有一次有人在性教育的问题上征求杜氏的意见，杜氏代表着当时一般男子的见地，表示反对。他认为对于男子这是不需要的，因为他们在街上和从报纸上自然会得到一切的知识，无须特地介绍。“至于女子呢——那就绝对不行。我不愿意把生理的

[1]　此种法律与警力的无能为力，向为法界熟知此事者所公认。故维尔搭窪（F. Werthauer）在他那本讲大都市的道德的书（*Sittlichkeitsdelikte der Grosstadt*，1907年）里，始终主张做父母的人应负性教育的责任。

事实教给她们。要教的话，我只看见坏处，看不见好处。这些事实是丑得很，对于女子的本性是极不相宜的，她们知道之后，要震惊，要厌恶，要觉得一切理想都是空的，都是骗人的，因而灰心丧志。”这一类的话就无异于说：街道上既经有许多水潭在那里，可以供给任何人做饮料，我们又何必开掘自流井或创办自来水厂呢？和杜氏同时的那位英国诗人，柏德谟（Coventry Patmore），在他那篇《贞洁观念今昔观》的论文里[1]所持的见地恰恰与杜氏的相反，他对于所谓“不贞洁的病症”很下了几分针砭，并且认为这种病症是从“我们近代不神圣的缄默”中产生出来的。这种不神圣的缄默，恰好就是杜氏所竭力辩护的那种东西。较柏氏略后，俄产而法籍的医学家麦奇尼哥夫（Metchnikoff），也从科学方面申说道德行为决不能没有知识做依据的道理，并且说，“最不道德的行为要算是知识的缺乏了”，他这一番话尤其是为了女子才说的[2]。

比利时著名的小说家乐蒙念（Camille Lemonnier），在他那本《恋爱中的人》（*L'Homme eu Amour*）里，便拿性教育的重要做了一个题目。书中的情节是这样的：一个青年男子，从小就在一个普通所谓循规蹈矩的环境里生长起来，一向把性和裸体一类的事实当做又污秽又可耻的东西。因此，在成年期内，错过了好几次自然与健全的恋爱机会，到了最后，竟坠落到一个淫荡

[1] 柏氏尝著一富有艺术价值的书，叫做《诗的宗教》（*Religio Poetae*），此文即为书中之一篇。

[2] 见麦氏文集《乐观之文集》（*Essais Optimistes*），第420页。

的女子怀里，受她的支配宰割，做她淫欲的工具；在他上场以前她已经玩弄过一大串的男子；他实在是最后来填她刀头的一个。乐氏这本书是性教育的一个贡献，他苦口婆心的要人了解性的教育是卫生的、健全的、自然的一种功夫。不幸1901那年，他在勃吕奚（Bruges）地方受了法律的检举。后来虽被判决无罪，但已经很可以反映出近代一般人在这方面的感想了。

七　母亲的导师资格

上文所引杜德所表示的一类旧的见地，以为性的事实既龌龊得令人厌恶，又可以使青年人的心灵上起剧烈变动，以至于灰心失望——实在完全是错误的。李德尔顿以为这种事实应该由母亲讲给儿女听，并且根据了经验说："儿女们听这种讲解的时候所表现的那种天然的尊敬之心、那种了解的真切、那种天真细腻的神情，真是一种绝大的启示，教你知道自然的美是没有分期的，没有涯涘的，我常听见人家讲到童年天真的美有非笔墨所能形容。但是我敢说他们但知其一，不知其二，他们但知天真的美，而不知世间更有美于天真的东西在，那就是把生命、生育以及儿童们自身来历的奥秘讲给它们听的时候你所得到的一些经验。但是这种审美的权利只有绝少数的开明的父母可以享受得，一般人就谈不上了。就一般的情形而论，我们不但不能给儿女们以适当的知识的准备，并且自己也常把可以多的一些神圣经验的机会轻轻的断送了。"卡本德（Edward Carpenter）也有同样的见地，认为把母子的生物关系打头就讲给儿女听是一件又容易又自然的事。他说，"一个在春机发动期内的儿童，因为潜在的情绪的与性的本质逐渐的像花一般的开放出来，是最能够体认性的意义的，并且此种体认的功夫往往很细腻、很能不涉邪念（在今日比较开明的情势之下，儿童尤其是能如此，至少要比它的父母或保护人要高明得多了）；因此，只要教的人能够有相当的同情，它是最肯领教的，它的羞耻之心决不会因此而受打击。羞耻之心是青年人的一种自然的有价值的保障，原是不该受打击的，但如今只要教得得法，也就不成问题了。”[1]

近年以来，舆论已大有变动，比较开明些的社会领袖大都承认性知识的教育不应仅仅施于男童，亦应施于女童。不多几年以前，有人把欧美各国各界男女领袖在这方面的意见收集在一起[2]，发现真正反对这一层见地的只有两位（犹太教牧师亚德雷Adler与林顿夫人Mrs. Lynn Lynton），而赞成的却有法著作家亚当夫人（Mme Adam）、名诗人哈代（Thomas Hardy）、英国小说家白桑爵士（Sir Walter Besant）、丹麦戏剧家边恩孙（Bjoernson）、英国小说家开股（Hall Caine）、作家格兰特女士（Sarah Grand）、退化论者诺杜（Nordau）、英节制运动家桑木赛爵士夫人（Lady Henry Somerset）、奥国小说家苏德纳子爵夫人（Baroness von Suttner）和美国节制运动者魏拉特女士（Frances Willard）。女权运动的领袖们，不用说，自然是在赞成的一方面的。1905年，德国妇女保护协会（Bund für

---

[1] 《爱的成年》（*Love's Coming of Age*），原书第9页。

[2] 见《知识之树》（*The Tree of Knowledge*）一文，载在1894年6月之《过眼新录》（*New Review*）杂志。

Mutterschutz）在柏林开会的时候，便全体通过了一个议决案，认为早年的性教育是绝对不可少的，当投票之际，几乎没有一张是反对票。至于医学界的分子，也不用说，很早就赞成这种启蒙的工作[1]。例如英国《医学杂志》（*British Medical Journal*）在1894年6月9日的那一期的社论里便说："大多数的医学界中人，假如要在这时代里在这一方面得到人家的信仰，但须翻一翻记忆的旧账，把以前因为知识的缺乏而产生过悲剧的女子举几个例出来，要不是为了这些悲剧，我们简直可以很无情的说，这种知识的缺乏可以令人发一大噱。要是青年男女对于性的关系以及选择配偶的重要，能够得到一些必要的认识，我们以为人世间定可以减少不少的悲哀与疾病。这种知识不一定是龌龊的，即使真正龌龊的话，至少要比因为没有知识而产生的胡思乱想要龌龊得好一些。"再如美国医学会（American Medical Association）有一次开年会的时候，芝加哥的刘易斯博士（Dr. Denslow Lewis）也长篇大论的申说青年男女性卫生性教育的重要；刘氏以后的九位讲员，就中有好几位是举世闻名的医师，也都异口同声的赞成这种主张[2]。又如，霍华德（G. E. Howard）在他那部巨著《婚姻制度史》的结尾里也认为要根本解决婚姻问题，性的教育是万不可不讲的。他说，"在未来的教育设施里，性的问题一定得占很有荣誉的地位"[3]。

---

[1] 《母道的保护》（*Mutterschutz*），1905年，第二小册，第91页。

[2] 1903年6月至9月之《法医杂志》（*Medico-Legal Journal*）。

[3] 见霍氏所著《婚姻制度史》（*History of Matrimonial Institutions*），第三册，第257页。

读上文种种，可知对于性教育的重要，在理智的认识一方面，已经是很普遍。但这种认识已经变成实际的措施与否，却是另一问题。也有不少的人一面虽承认性教育的不可不讲求，一面对于施教的年龄，却又踌躇不决。观察他们的态度，好像他们的内心始终以为性是一种不祥之物，因此，性教育无非是一件不可避免的恶事，虽不能不做，至少是越迟越好。这种态度可以说是完全错误的。一个儿童对于它自身的由来，要求相当的了解，这种要求是极其自然的、诚实的、也是毫无危险的，只要做长辈的不加以遏止而使折入歧途罢了。一个4岁的小孩子也许就会很自然的单纯的提出些问题来。这种问题一经提出，尤其是在再三提过以后，我们以为便应立刻答复，答复的态度要同样的自然与单纯，并且还要真实，不应有一句哄骗的话，至于答复的内容，应周密到何种程度，那便须看儿童的智力与成熟的程度而定，未可一概而论。这便可以说是初期的性教育，这初期的来到，早则4岁，迟则6岁，不应迟至6岁以后，要是做父母的真正留心的话，也不会迟至6岁以后。6岁以后，无论保护得怎样周到，总免不了外来的濡染了。至于男女两性在这一方面的分别，冒尔以为不论在哪一个时期里施教，女的总该比男的早一些；这分别是合理的，因为在春机发动期以前的发育，女的要比男的早。

性教育的要素，既须于孩提期内相机授予，那么，做教员的应该是谁，便不言而喻了。这个权利无论如何是应该属于做母亲的，也当然不成问题。除了从小就失恃或与家庭分开的小孩以外，也唯有做母亲的才有自然的机会来接受和答复这一类的问题。就寻常的形势而论，做母亲的无须乎先发动。一个小孩子的智力和好奇心自然会发展，发展到相当程度以后，自然会供给许多的机会，使她的慈爱之心与循循善诱的能力有用武之地。她也无须乎有什么专门知识的准备。只要她对于母子之间生物关系的纯洁与尊严，有绝对的信仰，谈话的时候，能温存，能坦白，不作忸怩之态，不说哄骗的话，就行。只要这些条件都能具备，任何母亲都可以说已经有了充分的准备，不怕不能应付她儿女的需要了。

各先进国最有权威的学者，不论是男是女，现在似乎都已经承认，母子生理关系的事实应该由做母亲的相机讲给子女听，所谓相机，就是指一经儿女开始发问，便须答复。例如冒尔在德国便曾经再三这样的立论；他始终以为性教育是私人与个人的事务；在学校里面，学生如有手淫等习惯，也不宜由当局向大众或个人发出警告（但冒氏认为在学生年长以后，对于花柳病的警告与训诲是应该的）；冒氏以为唯有做母亲的才配传授这种切身的知识，同时也以为此种传授的工作的开始，可以不拘年龄，但须所授的内容与儿童的年龄相称，便不成问题[1]。

德国消灭花柳病会（German Society for Combating Venereal Disease）在满海姆（Mannheim）举行会议的时候，曾经采取性的教育为唯一的讨论题目，当时大多数的意见，也主张由母亲从早下手。葛罗根堡夫人（Frau Krukenberg）在会场上说："以前小孩子所往往不能有的对于性的了解，理应由母亲

[1]　同597页注[2]引书，第264页。

负责供给，这一层做到了，我们再说别的。”[1]有一位教师叫做恩德林（Max Enderlin）的也在这会议里说：“一些初步的解释理应由母亲供给，因为儿童最初也最自然的找到而问到的人便是她，不是别人。”[2]又如在英国，李德尔顿说，母亲对于儿子在性的启蒙与性的保护两方面的责任是极端的重要的，并且此种责任便应及早负起[3]。李氏是英国公立学校校长中间有数的人物，他在这方面的言论一向以干脆清切见称，值得我们的注意。另有一位校长，柏特莱（J. H. Badley）也承认母亲的一份工作应在任何人之先[4]。诺士柯德（Norlthcote）也以为在这一件工作上，父母的责任是最基础的，至于家医与教师的责任，乃是后来的事[5]。在美国也是如此。阿伦夫人（Dr. Mary Wood Allen）主张只要小孩子一有问题，做母亲的便该讲给它听，最初发问的年龄大概是4岁，做母亲的不应以其年岁太小而恝置不理。夫人一面叙述此种讲解的方法，一面又举例以示只要讲解得法，便可以增加母子间的感情与信任[6]。

研究性教育的人中间，也有少数认为此种教育的开始应

---

[1] 《母亲之责任》（*Die Aufgabe der Mutter*），载在《性教育学》（*Sexualpädagogik*），第13页。

[2] 同本页注[1]所引书，第35页，但另为一文，曰《民众学校中的性问题》（*Die Sexualle Frage in die Volksschule*）。

[3] 《母与子》（*Mothers and Sons*），第99页。

[4] 《性的难题》（*The Sex Difficulty*），载在1904年6月之《广识杂志》（*Broad Views*）。

[5] 《基督教与性问题》（*Christianity and Sex Problems*），初版，第25页。

[6] 《儿女的信托与其酬报》（*Child-Confidence Rowarded*）及其他小册。

在10岁以后，不应过早。我们很不以为然。因为10岁或甚至10岁以后，便发生一种困难。就是，讲解的时候一定不及早年的那样自然，也不能再用简单的语意。同时儿女的身材日就高大，几与成人无大分别，做母亲的也不免觉得难以启齿，要是从小讲惯了的，自然是不成问题，但若是第一次，那真是不好开口。既不容易开口，或自审开口以后，说得不好，或说了不能发人深省，她也许索性完全不说，以不了了之。这样一来的结果，性的事实便依然是一种神秘的东西，让儿女们自己去暗中摸索，于是种种令人难堪与误入歧途的经验又在所不可免了。

把性教育开始的年份展迟，是有害无益的，我们可以从另一方面看到。一个儿童的性的冲动，虽很模糊不清，却往往紧紧追着，驱遣不开；对于这种儿童，尤其是对于其中比较聪明些的，你越是把性的事实遮遮掩掩，它越要窥探，结果可以产生一种病态的性的好奇心理，寻至比较平淡的事实不足以餍其欲壑。这是很早就有人承认的事实。在十九世纪的初年，白都士医师（Dr. Beddoes）就说过："我们用尽法子来减少男女儿童对于彼此形态上的好奇心，但总是空的。无论做家长怎样的讳莫如深，也无论他们用什么转弯的方法，把这本小说藏过，把那本笔记放开，总不能把儿童们这一类的好奇心压一个透不出气。全部人类的思想史里，离奇诡变的部分亦不为不多了，但什么都比不上青年男女在这一方面所用的种种出奇制胜的心思，任你用天大的秘密，它们总有法子来刺探。只要它们自己刺探到什么，那刺探到的东西，对于它们的想象，便无异火上添了油一般，越发不可收拾”。[1]卡衡（Kaan）在最早的一本专论性的病态的书里，也把隐讳认作性的精神病的一个因缘。马罗（Marro）也说隐讳非徒无益，而又害之，因为越是遮掩，越容易集中人家的视线[2]。荷兰名作家墨尔达陀利（Multatuli），在他的书信中间，有一次也提到隐讳的危害，认为隐讳反足以增加儿童的好奇心，并且指出因掩饰而造成的知识的缺乏不但不能保全儿童的纯洁，反足以促进它们的胡思乱想，使愈益的畸形化。（弗洛伊德曾经引用这一番话，并且加以赞许）阿伦夫人也曾为此向一般的母亲下一忠告，以为千万不应让遮遮掩掩、教人难堪的神情在性的事实上表现出来[3]。她说：“要是一个教师，在答复这一类问题的时候，怕难为情，那他就不配做教师，因为那种怕难为情的神情有一种潜移默化的力量，使儿童们感觉到一件好东西受了糟蹋一般的不愉快。这种不愉快的感觉不但要不得，并且是很可以免去的，只要做教师的对于性的纯洁，能够先自认识一番。”她又接着说，“生死同样是生命的大关口，讲起死，我们就有一种庄严肃冒之感，何以讲起生来，便不怎样？难道生命的取消反要比生命的产生来得严重么？”瑞丘蒙夫人（Mrs.Ennis Richmond）写过一本关于母教的书，中间说了不少的有道理有经验的话，有一段说：“我要三令五申的说，我们对于身体某部分所守的秘密实在是儿童思想中危险成分之所由来。从很小的年岁起，大人就告诉

[1] 《卫生论》（*Hygeia*）1802年出版，第三册，第59页。

[2] 《春机发陈期论》（*La Pubertà*），第299页。

[3] 同620页注[6]所引小册，第5页。

它们说，这部分是神秘的，不但神秘，并且是龌龊的，那神秘就从这龌龊中来。因此，小孩子对于这部分，是没有什么名字的。有时你要提到它的时候，你总是吞吞吐吐的低着脖子说‘你那你不应当谈到的小部分’，或其他类似的语气。所以如今我们谈起性的知识，第一你的孩子对于这部分的身体和它的生理作用得有一套便于引用的名字，第二得教它听惯这些名字，也知道自己使用它们，目的要使它很自然地公开地习惯这些名字，好比它习惯耳目手足一类的名字一样。这种说法，因为社会的风尚关系，不能在公众地方通行，但至少你可以在保抱期内，把这种风尚打破，要知道在这期限以内，这种风尚是有百害而无一利的。你的孩子，在公众地方，或在客人面前，有时不免信口的说出你认为不好听或难为情的话或字眼，照寻常而论，你原可以很方便告诉它说：‘孩子，我对你说，你这话可以对你爹爹讲，也可以对我讲，但因为各种的理由，在客人面前，人家总是不讲起这一类东西的。’你以后可不要如此，让你的孩子去说好了，不要阻止它（假如你的客人要吓一跳的话，也只好让他去）[1]。”性固然终究是一个神秘的东西，但是瑞夫人也曾经很对的说：“生殖与生产的真正的神秘与通俗的那种鬼鬼祟祟的神秘实在有天壤之别，不可以不辨。”

至于生殖与便溺的器官和它们的作用应该用什么名字来明白指出，也确乎是有些问题。在这些地方，我以为每一个母亲只有用她自己的聪明，参照她所处的社会环境与背景，斟酌办理。

---

[1]　《童年》（*Boyhood*），第60页。

我以前在另一个地方讨论“害羞心理的演化”时，曾经提过，在这些地方，人类大都喜欢采用种种新的好听的名词。英文中有许多旧的与简单的名词，在大诗人乔叟（Chaucer）引用的时候还是很正当很自然的，但后来就被俗人认做泥溷中的东西，不足以登大雅之堂。但事实上它们却是毫无疑义的最雅驯的一些名词，并且就字的来源而论，也是最庄严最达意的。所以近来有许多人主张把它们从泥溷中拯救出来，把它们原有的庄严的意义教给儿童们。有一位医界的朋友写信告诉我，他总是对他的儿女们说，那些关于性的粗俗的名词实在是很美的古字，所以我们只要认识得正确，我们决不会把它们当做开玩笑的资料。它们既很单纯简洁，又很庄严稳重，确乎能够把生命的中坚的事实传达出来，只有那些最低级的鄙俚不堪的人才会把它们看做淫秽的事物，因而资为笑乐。有一位美国的科学家对此也有同样的见地，他曾经私自不出名的编印过几本关于性问题的小册子，在这些小册子里他就通体很不客气采用这些古雅的简单的名字。我以为这是我们应该追寻的理想，固然我们也承认在今日之下要达到这种理想，也有很显明的困难。但无论如何，做母亲的应该在这方面有充分的准备，对于儿童随时要提到或问到的那些身体的部分与其生理作用，应该都有正确的名词，而废弃模糊暗射的名词不用。

八　造作的神秘与其恶劣影响

我们有时候听见人家说，在这样幼小的时候，我们不应该把生命由来的真事实讲解给儿童们听，无论你讲解得怎样简单，总是不相宜的，最好是采用神仙故事的方法，把真事实用象征的事物表达出来。我们绝对不赞成这个办法。神仙故事在儿童教育里有重要性心理学的地位，可以激发儿童的想象力，我们是充分承认的。此种故事对于儿童有真切的价值，是儿童的理智的养料，没有了就要感受饥荒；在幼小的时候不供给它这一类的养料，那就是对不起儿童，并且以后再也不能希望有什么方法可以补救。这些我们都承认。但是，性的事实却不能用作神仙故事的材料。这其间有两层理由。第一是性的事实太真实，太关紧要，即在童年，亦有丝毫不能假借处；第二是性的事实本身原是极神奇的，其引人入胜的能力，其足以激发儿童的想象力，并不在普通一般神仙故事之下。

即使说上文所提的几个理由不能成立，我们至少还有一个最坚决的理由来反对用神仙故事的方法来传授性的事实。真正以慈爱为怀而明白母教的重要的母亲，看到了这层理由，便不再会有什么怀疑。这理由就是无论你把那神仙故事讲得怎样天花乱坠，你的小孩子不久便会因一己的聪明或别人的告语，而发见你撒了一个大谎；它问的原是关于它的经验里一点简单的事实，你答的却是一派神话，不就等于撒谎么？你越说得天花乱坠，便越见得那谎的大。从此以后，母亲对于它在这一类事故上的一些好影响一定会烟消云散，再也收不回来。小孩子是最怕上当的，它一次受了别人的欺骗，再也不愿意有第二次的尝试，以自讨没趣。它以为性的疑问既得不到直截爽快的答复，足见这种疑问原是不该提出的，提出而受别人的冷待，岂不是一种羞辱？从此以后，关于这一类的事故它决不再向它的母亲提什么问题，它已经不能再信任她；一样要讲性的“神仙故事”，它以后自己也会学得讲，不必再劳母亲的驾。它当初向它的母亲发问的时候，原是出乎十分信托的心理，可是她的答复却出乎一种提防的心理；这样不能推心置腹的一个母亲，费尔德女士（Henriette Fuerth）说得好，是要自贻伊戚的，她迟早会看见“她儿子对她的情爱与信仰生生的被一个街头巷尾没有多少家教的孩子偷了去”。假若做母亲的到此境地还不知幡然变计，依然把那些无聊的故事来搪塞，结果，于失却信仰与情爱之外，更可以引起儿女们对她瞧不起的心理。儿女们早就在街头巷尾检得了一些真相，你却还在那里说梦话，又怎样叫它们瞧得起你呢？（冒尔在这方面曾经举过一个真实的例子）没有眼光的母亲，起初认定了儿女们的天真烂漫，以为它们不会受外界的濡染，因此自己不加努力，后来总有一天忽然发见儿女们对她的感情大非昔比，遇有难题的时候，也不再向她求助，因此贻终身之戚的——所在而是。谈起信托这一点，原应该由母亲发端的；凡是不信托它们母亲的那些儿童总有一个缘故的，那缘故便是当初坐在母亲怀里的时候，多少上过一些当。

九　性教育的书籍

讨论到性教育问题的小书或小册子，不论其为儿童自用或父母教师用作参考，近年来在英美等国已经增加了许多，德国的出版量尤其惊人。新近故世的艾尔美氏（Ben Elmy），曾经用过艾息尔默尔（Ellis Ethelmer）的假名，编印过两本小书，叫做

《婴儿的花芽》和《人的花朵》[1]，虽则在科学的一方面似乎不能算十分的可靠，却能够把性的事实很简单很细腻的传达出来。在卡本德《爱的成年》（Edward Carpenter，*Love's Coming of Age*）一书的篇末附载着从法国方面来的一篇母子的谈话，也是很美。又有一本《我们是怎样出世的》（*How Are Born We*）也很满意，作者叫作N. J. 夫人（大约是一个能够写英文的俄国妇人）。我们也不妨提到普尔夫人做的那本《生命的奇观》（Mary Tudor Pole，*The Wonder of Life*）。美国出版的那本穆雷女士的《生命之歌》（Margaret Morley，*Song of Life*），我是没有见过，但是很受读者的赞美。这一类的书，大都是为了很小的儿童写的；关于婴儿的来源，多少都还解释得清楚；他们差不多总是从植物的性生活下手；对于性的交合这一点，他们不是只提到一点，便是完全不提。

瑞丘蒙夫人所著的各书，大部分是以母亲做对象的；她的议论大率很健全、很直接，文笔也美；李德尔顿的各书虽无一定对象，也是很好。下文所提的各书却属于第三类，他们的对象是已达春机发动期的男女儿童。他们都提到性的交合，有的详些，有的略些；他们也大都讲起手淫。《生命的故事》（*The Story of Life*）是一个已故的很有才的女子叫做霍布金斯（Ellice Hopkins）的手笔，有些失诸模糊印象，不很显豁，中间高妙的宗教观念也太多。邱鲁比的《健康的童年》（Arthur Trewby，*Healthy Boyhood*）是

---

[1] 艾尔美夫人（Mrs. Wolstenholme Elmy）印行（通信处为英国Buxton House，Congleton）。

一本小小的书，倾向很健全；是以手淫做专题的。葛克（Edward Bruce Kirk）做的两本书，《男童摄生一夕谈》与《女童摄生一夕谈》（*A Talk with Boys about Themselves*与*A Talk with Girls about Themselves*），是把性的卫生和身体一般的卫生相提并论的。（关于女童一书实系葛氏与一女作家合作的结果）比上面所提的各书都要更有价值的是华伦的《差不多十四岁了》（M. A. Warren，*Almost Fourteen*）。华氏是美国的一位教师，他于1892年写成这本书；笔墨的雅驯细腻，真是得未曾有，就叫一个感觉最锐敏不过的闺女读去，也决不会有什么触眼的地方。拿这样的一书给正在春机发动期内的青年男女阅读，真是再好没有的了。可是对于性的伪善者，真可以说没有一本书是圣洁的，他们居然在这本书里也找到了“淫秽”的东西，因此，在1897年间，他们就串通了法律，禁止这本书的流行。这还有什么可说的？凡是可以打动一个性的伪善者的性欲的东西，无论本身怎样圣洁，对于那伪善者的心，总多少有一些“淫秽”，否则何以能打动他呢？不过，薛吕德（Theodore Schröder）说得好，“书不淫人人自淫，淫秽是读者自己对于一种书的贡献。”唯其如此，我们觉得世间更不能没有这种书，唯独这种书才有希望把性的伪善者逐渐减少；所以用法律来禁止这一类绝对的好书，不特不能促进性道德，适足以增加性的不道德。后来有人告诉我，这本书后来再版过，但最精彩的部分已被窜去；薛吕德又在他的文章[1]里提起作者自己亦终于被教

---

[1] 《言论与出版的自由对于贞洁宣传之重要》（*Liberty of Speech and Press Essential to Purity Propaganda*），第34页。

育当局停职，不能再做那公立小学的校长。德国李希纽士加女士的那本《儿童的性教育》（Maria Lischnewska，*Geschlechtliche Belehrung der Kinder*）[1]是最详尽、最值得佩服的一篇讨论，不过作者的兴趣侧重在教员的一方面，而不侧重在母亲的一方面。但假若做母亲的想多得一些参考，不妨查阅莎罗士的《小孩子是哪里来的？》（Hugo Salus，*Wo Kommen die Kinder her*?）、许蒂尔的《母亲的天职之一》（E. Stiehl，*Eine Mutterpflicht*）和许多别的书籍。肯特博士（Dr. Alfred Kind）则竭力的推荐戈理德的《和我儿女的一席谈话》（Ludwig Gurlitt' Der *Verkehr mit meinen Kindern*），对于这本书的能够把性教育和审美的教育相提并论，他尤其是觉得难能可贵。布洛克在他那本《现代的性生活》的第二十六章里也提到了许多同类的书（Bloeh，*Sexual Life Of our Time*）。

我不惮烦琐的把这许多小书提出来，因为它们的发行往往是半公开性质的，平日不但不容易买到，并且根本就不大听见。在现状之下，大家似乎依然把这一类书的流通当做一种不名誉的行为，只好私下传递，不便公开买卖。这种态度也不能说是不自然；像《差不多十四岁了》那样的一本有益的书，不但得不到鼓励，反而要受禁止，它的作者，不但得不到荣誉，反而要受排挤，以至于终身不能再有什么发展；在名为很文明的国家像美国犹且如此，其他又何足怪呢？

参考的书籍固然重要，但我不妨在这里加一句，就是，当

[1]　同617页注[1]所引参考物第四册、第五小册，有单行复印本。

一个母亲和她的子女作实际谈话的时候，最好还是多多的靠她自己平日的知识和随机应变的能力，不要把书上的知识当做泰山之靠。

十　母亲的责任

母亲对于儿女们早年所施的性的启蒙教育是不会专门的，也不应该专门的。她应该知道这是她的义务、也是她的权利，来做这一件事；也应该知道这种教育的性质是一种私人的与亲密的启发，而不是一种正式的指导。做母亲的固然自己先得受些教育[1]，但这种教育的重心并不在专门的知识的增加，而在她的慈爱和见识的培养；在这最初的时期里她所需要的科学事实是很简单的。她的主要任务是把她的儿女和她自己的密切的关系很明白的让它们知道，同时也应该把世间许多小的生物和它们的母亲的关系，分别叙述清楚，做一种陪衬；她又可以把这许多母子关系的事实，用卵的观念概括起来。卵是一个固体的原始所采取的最基本最简单的方式；卵的概念——包括植物种子在内——不但对人适用，对世间一切动物植物也都适用。在这初期的解释里面，父子的关系还牵涉不到，不妨留作第二步的材料，或至少应该让子女发问到它的时候，再替它们说明。

---

[1]　吉傒斯（E. L. Keyes）说："父母要知道怎样把性知识传授给子女，自己先得受相当的教育，而此种父母教育便应该从他们自己做儿童的时候开始。"见《性的教育》一文（*Education upon Sexual Matters*），载在1906年2月10日《纽约医学杂志》（*New York Medical Journal*）。

除了它自己的由来问题以外，儿童对于它自身的性器官以及父母兄弟姊妹的性器官，也时常表示相当的兴趣，不过在它看来，这些不过是专作便溺用的器官罢了。做母亲的，到此便不妨用很简单很自然的语气来满足它的简单与自然的一点好奇心，她不妨很老实、很不含糊的把这些器官的名字叫出来，至于这些名字应该是通俗些的呢，还是不普通的呢，她不妨审情度势，斟酌办理。这样一来，做母亲的无异间接的打头就筑成一道提防，使儿女们年事稍长以后，不至于接受那些伪善的性的见解。同时她也可以于不知不觉之间，使儿女们对于自己的性器官逐渐养成一种敬而远之的态度，和不敢狎玩的习惯。这样，儿女们因母亲的循循善教，一壁既了解自身生命的由来，一壁又明白生殖器官的功用，无论它们所了解与明白的是怎样粗浅，至少它们已经走上性知识与性卫生的大道，前途正常的发展是已经比较有把握的了。

这样一个能够以真诚和儿女相见的母亲是有很光明的前途的。再加上一些聪明、一些随机应变的能力，她便会永久维持儿女们对她的信任，一直到春机发动的时期，甚至于到那难关重重的成年期以内。但就今日的文化组织而论，她的狭义的教育家的任务，在春机发动期来到的前后，便可以告一结束。到那时候，儿女们所需要的性知识宜乎比较以前为专门，更应比较以前为客观化，完全无须再用母子的关系等等做参考；这种知识的供给，普通该是学校的责任。

那个伟大而同时却有些不可捉摸的教育家巴泽多（Basedow），真不愧为卢梭的弟子，他是一个性教育的先进，他在学理上和实验上都有过几分贡献，他所施教的范围以10岁和10岁以上的儿童为限。在他那本大著作叫做《基本学程》（*Elementarwerk*，1770—1774年间出齐）里，他也坚持这个题目的重要。他说，小孩子有问题的时候，应该据实答复，同时也应该教导它们，切不可把神圣的性的关系当做开玩笑的资料。胎产的图画，应该给它们看；不规则的性行为的危险，也应该打头就解释给它们听。更应当把它们领到医院里去，让它们目睹花柳病的种种恶果。巴氏也知道他这种书本里的主张和他实地的教授工作可以教许多父母与教员神经上受莫大的震撼，但是他说，这些人见了基督教的《圣经》，便该受些震撼[1]。总之，巴氏是太过超越他自己的时代了，不但是他自己的时代，并且还超越了我们的时代，所以当时的影响不大，他死后也并没有几个继起的人。

比巴氏较迟的，又有一位著名的英国医生，就是白都士（Thomas Beddoes）；他也用公开演讲和展览图解的方法，来推广性的知识。在他1802年出版的那本《卫生论》里（*Hygeia*，第一册第四篇），他揭穿普通那种见地的不合情理，他以为世俗之见，一面要人家不做伤风败俗之事，一面却又把性的事实瞒在鼓里，实在是一大矛盾；他说"聪明的操守和盲目的无知决不能存在同一的胸襟里"。他在那本书里也很详细的讨论到手淫和性教育的需要。生物界的种种现象，他认为大可以

---

[1] 此方面的参考物不止一种，例如平洛希之《十八世纪德国教育之改造：巴西道与慈善主义》（Pinloche，*La Rèforme de l'Education en Allemagne audixhuitième sicède: Basedow et le Philanthropinisme*），第125、256、260、272页。

用演讲的方法让大家知道，并且据他自己的经验，听讲的时候，尽可以让男女共同入座，决不会发生什么有碍观听的事。在他自己的经验里，他又发见植物、两栖类、母鸡与卵、人体解剖的图说、各种疾病，甚至于真的病的表现，对于性的教育，都是有帮助的。一个小孩子对于性差异的知识，如能从解剖的题材方面得到，他认为是很适当的；所以他以为解剖室是施教的良好场所，因为死的尊严可以留下一种很深刻的印象，使儿童们可以把病态的性的伪善的观念彻底的打消。但关于最后这一点，我们不用说，白氏并没有找到许多赞成和提倡的人；我们只要想起儿童们的锐敏的感觉，就觉得这种印象是很不相宜的，同时我们也觉得并没有把死人抬出来的必要；生的尊严不是和死的尊严一样的可以感人很深么？

十一　学校中的性教育

至于学校在这方面的责任，近年来也很有人提倡，其中尤以李希纽士加女士（原名及作品见前）为最有力最能干。她对于儿童教育和儿童的生活以及他们的家庭环境，有过三十年的经验，所以说来头头是道。她说在今日大批民众的家庭生活中间，到处可以遇见很粗率的性的事实，儿童耳濡目染，日久视为当然，但是比较纯洁与开明的介绍，便可以说是绝无机会，原因自然是在父母的知识缺乏与道德能力的薄弱。在这种形势之下，她以为性教育的责任，大部分自然应该由学校负去，并且这种责任也是和近代文明文治的趋势完全符合的。她主张一种分期教授的方法，对于第五年级或第六年级的儿童，应该借重图案之法，让他们知道高等哺乳动物的性器官的形态与功能，取材应以牡牛与牝牛为上。所谓功能，胎产的事实自然也包括在内。这一部分教过以后，教员就可以很容易的过渡到人的一方面，他不妨轻描淡写地说，“小孩子在母亲肚子里长大，就好比小牛在母牛肚子里长大一样。”

李女士这一番议论，自不容易否认的，她所提出的那种教授法，也似乎是和现代文明所进行的路很相符合。她那种教法是正式的、冷静的、不牵涉到个人的。她并不把性的事实特别提出来教，却把它当做自然历史的一部分教。这种教法，仅仅在知识一方面，可以补母亲所教的不足，但同时倒也不会把母子间或母女间早就培养成功的那种信托和亲密的关系给打消。这种信托和亲密的性知识的启发，我们上文已经讨论过，虽不能望于今日没有受过多大教育的大众，终究是最妥当的办法。白氏所提的方法虽妥善，却不能取而代之。

生理学的基础知识的教授，在将来大约不免以学校为最相宜，但在目前确乎还行不通，尤其是要是这种基础知识里要包括性与生殖的一部分，而不像以前那般把人当做一种没有性的动物的话。一个教育程度低下而粗劣的社会可以说是老在一个恶圈子里兜着。这样一个社会中的分子从小就受了一种教育，认为性的事物是肮脏的。他们长成了和自己有了孩子以后，自然也竭力反对孩子们在这方面得到什么认识。一个学校教员处此境地，想有所作为，不用说是万分困难的。假若这个社会是一个比较民本的社会，谁都有出头说话的机会与权利，那就不但困难，简直是完全不行了。所以在最近的将来，我们不能希望把性的生理介绍到学校里去，就是把它当做一般生理学的一部分来介绍，不另立课目，也还有绝大的阻碍。性的生理原应该这样介绍的，但无奈即此还行不通啊！

十二　植物学与动物学的价值

但在学校以内，至少植物的生理学是可以全盘教授的。反对教动物生理的空气虽浓厚，并不影响到植物生理的课程。所以我们以为在春机发动期以前的青年，应该在这方面取得一些知识。这至少有两层理由。第一，植物对于性现象的初步，表现得最赤裸，也最扼要；对于性的性质、由来和意义，表现得也最清楚，一点也不含糊。第二，教员讲解的时候，不管学生是男是女，是多大年岁，尽可以坦白的说去，不受什么抑制，因为在今日之下，大家对于植物的性现象，至少已经能不以为忤。同时做教员的还有一点便宜，就是他对于植物性作用的美丽与富有诗意可以尽量的指点出来。动物的性作用又何尝不是同样的美，只可惜我们平日粗劣的习惯、陈腐的教育、伪善的联想作用早把我们的心地给弄糟了，在教的人既不易开口，在受教的人也不容易入耳。从植物的性现象到低等动物的性现象，相差不过一间，过渡是不难的，教员可以斟酌办理。

距今一百五十年前，便有一位教育界先辈查尔兹曼（Salzmann）主张实施儿童性教育的时候，应先授植物学，继以动物学。以植物学为初步的方法，到现在已经很普遍的有人提倡，例如马罗（Marro）[1]，又如胡德墨诺（J. Hudrey-Menos）[2]。桑墨（Rudolf Sommer）在一篇论文里[3]也主张从简单的自然历史知识入手。他说，“性教育的初步的机会真是不一而足，讲神仙故事的时候，乡间散步的时候，一个水果、一个鸡蛋、农夫的下种、鸟儿的筑巢——哪一个不是大好的机会？”李德尔顿也主张同一的方法，并且特别申说母子间彼此信托的必要。他说：“关于动物界的性现象，如须参考到，应以儿童一般的知识程度为限，不宜急进，目的在使儿童对于此种知识，认为是一般知识的一部分，而并不是分立的或隔离的；但无论如何，最关紧要的一点是随时应注意到儿童对于母亲的情感和那种因母子关系而产生的一种天然的敬意。”同时又说，无论这样见得困难，父和子的关系也应该和儿女们一视同仁的讲解明白[4]。基士（Keyes）也主张从植物的性事实入手，其次为昆虫及其他下等动物，由此递进，以至于人类；这样循序渐进的做去，便可以免除那种不健全的神秘的意味[5]。瑞丘蒙夫人（原名见前）以为儿童应该有机会到乡间村庄上去居住一时，因为在那里不但对于自然界的一般的事实可以认识，对于普通不容易用言语来讲解

---

[1] 同622页注[2]所引书，第300页。

[2] 《教育中之性问题》（*La Question du Sexe dans l' Education*），载1895年6月之《社会主义杂志》（*Revue Socialiste*）。

[3] 《女子教育欤？人格培养欤？》，载在《性与社会》第一年，第三小册。

[4] 《性的法则与儿童的训育》（*Training of the Young in Laws of Sex*），第74页以下。

[5] 1905年2月10日之《纽约医学杂志》（*New York Medical Journal*）。

的动物的性事实，也可以直接观察得到[1]。卡瑞因夫人（Karina Karin）有一次把她和她9岁的儿子几次谈话的一部分的结果记下来，也说她的儿子最初发问的时候，她也用植物做教材，后来用鱼用鸟，最后才讲到人类怀胎的事实，把一本产科必备的书所载胎孕的图画给他看[2]。德国拒梅毒大会有一次开特别会，以性教育为总目，许多演讲员也再三主张此种教育应从植物的现象入手[3]。

自然历史的过程，从植物到低等动物，再从低等动物引到人类的解剖与生理，是很单纯也很自然的。在春机发动期以前教授这一类的事实，大约不会十分详细。但无论详略，性是每一种课目中必然有的一部分，所以无论所授为男童或女童，都不应该故意把它剔出不教。以前有许多完全不讲生殖系统的生理教科书应该早就束之高阁，不再采用。睾丸的性质和分泌、卵巢和月经的功能、代谢作用与泌尿作用的意义等等，不等春机发动来到，无论男女儿童，都应该明白一个大要。

十三　春机发动后的性教育

及春机发动期来到，男女儿童自然更有新的和有力的理由来接受切实的性的知识。在这时期以前，冥顽不灵的父母还可勉强

[1]　同623页注[1]所引书，第62页。

[2]　《儿童自觉的贞洁与其教法》（*Wie erzieht man ein Kind zur wissenden Keuschheit*），见636页注[3]所引书，第四小册。

[3]　同620页注[1]所引书，尤其第36、47、67页为重要。

想象他们的儿女始终在那里过着天真烂漫的生活[1]，到此可是不行了。性器官的发展、腋胯等处短毛的出现、内部一般有机状态的变迁、男童方面的遗精、女童方面的月经、性欲冲动的突然发觉、性器官的新奇的感觉和这些所间或引起的手淫的习惯——这一切事实难免不在男女儿童的心中，引出一种新的好奇心，急切要求解答，但往往越急切越没有办法，因为许多青年一向把这种好奇心看做太阴私、太可羞，不配在人面前多说的缘故。在男童中间，要是神经比较锐敏一点，这种求不到解答的痛苦不但要迁延时日，并且是很剧烈的。

有一位很著名的哲学博士，有一次写信给美国心理学界前辈霍尔（Stanley Hall）说："我的全部的青年时代，从6岁一直到18岁，因为缺乏凡是懂得一些春机发动期的性质的人所都能给的一些知识，不知吃了多少苦；一方面既感觉到身体上陷阙不全，一方面又怕经医生的手术，羞恶之心与忧惧之心，两相交战，就留下了一些再也不能磨灭的创痕。"[2]这一类的经验之谈，除了这位哲学博士以外，能说的还多着呢。朗卡士德（Lancaster）讲起性卫生知识缺乏的祸害以及庸医贻误青年的事实，至于声色俱厉。青年们因为缺乏性卫生方面的准备，误信庸医之言，以为偶尔的梦遗是一件极端危险的事，可以陷入于癫狂或痨瘵一类

[1] 要使儿童完全不见不闻与性生活有关的事实，事实上是不可能的。冒尔于此曾反复的加以申论，见595页注[1]所引书，第224页。

[2] 《成年》（*Adolescence*）上册，第452页。（此人所患，想系阴茎包皮过长，既不知就医施手术于先，及其既引起梦遗甚或手淫之习惯，又不能力自振拔于后，故信中有此种语气。——译者）

的病态，因而寝食难安、形神俱疲的，真何止数百万人。朗氏很郑重地说：“这决不是一件轻轻可以放过的事，它可以教我们内心生活的基础根本发生动摇。它所影响到的又是我们生殖的一部分。所以一定有深刻的遗传的影响。在目下对于性问题多方掩饰与虚伪的空气中，它也是一种自然的产果。所以当务之急，是要使青年男子都了解性生理的那些简单的事实，使不再受庸医的糟蹋，以至于终身废弃，万劫不复。”[1]朗氏手中有一千封函件，大多数是青年写给庸医们的；这些青年都是一些普通健全的青年，但在那时候，正受着庸医的欺骗。我们在报纸上时常可以看见青年自杀的消息，其中有一部分的理由据说便是上了庸医的当，我们也相信其中确乎有一部分不知死由的案件，是可以推到庸医身上去的。英国《医学杂志》有一次[2]在社评里说：“我们时常接到灰心丧志的信件。是谁写寄的呢？便是那些被‘毒蛇疯狗’咬了以后无可告语的青年。他们看见报纸角上有一块小小的广告，以为登广告的人可以救他们的急难，于是登门请益，却不道一上门便被劫夺，被鞭挞，以至于体无完肤；那登这广告的报纸还算是很冠冕、很有价值，甚而至于受人敬重的咧。”那社评里又说，这些报纸的老板不但有钱，并且很有几分慈善的名气，但非特不能自动设法改良，等到有人提出请他们改良的时候，还

---

[1] 《心理学与成年期教育》（*Psychology and Pedagogy of Adolescence*），载在《教授学杂志》，1897年7月号，第123至125页。

[2] 《从最近的一次自杀案论到庸医作品的危险》（*Dangerous Quack Literature: The Moral of A Recent Suicide*），载在1892年10月1日的《不列颠医学杂志》（*British Medical Journal*）。

要竭力推诿，说这是经理的事，不便干涉；实际的理由还是怕丢了一笔收入。所以那篇社评里最后便提议请官场出来检查取缔。但我们以为这一层不但不易做到，并且事实上也是并不需要，只要青年人能够从他们的自然的保护人那边多受一些相当的诲训，能在这方面自己辨别利害，那庸医和滥登广告的报纸等便无所施其技了。

非法出精或手淫，无论其为偶一为之的或已成习惯而过后改正的，在青年的心理里，也往往成为一种忧郁惶恐的泉源，因为他们以为这种超越常轨的行为已经在健康上种下无可救药的祸根。因此，便引起这时期里性教育的又一问题来，就是，儿童应否在这一方面受相当的警告。学者们对于这个问题的答案，至今也已聚讼了很久。不列颠医学协会心理分会前几年开会的时候，有好几个人演讲到这一点，其中四个，包括主席白伦福特博士（Dr. Blanford）在内，很坚决的赞成下这种警告，另外三个却很坚决的反对，他们持两个理由：一、儿童中间不知道手淫为何物的人也不在少数，往往有读比高等小学而始终没有听见过这种习惯的，所以便不必警告；二、本来完全不识手淫为何事的，一经警告的暗示与介绍，或反而要领上这条路，所以便不宜警告。但近年以来，大多数的意见以为隐瞒这种办法，即使可以始终维持，终究是一种含有危险性的行为，而一个慈母的谆谆训诲，对于自己性器官的部分，应如何尊重，应如何保护，一定会发生防微杜渐的效果，假若不能而终于不免引起手淫的行为的话，那总是因为他的行为倾向里早就种下一些根苗，到此已积重难返，即慈母的恩爱也已经无能为力了。目下流行的许多性教育书籍，对于手淫的危险，往往说得过火；这种过火的笔墨是不相宜的，因为它所能引起的害处比手淫本身的害处要大得多。学校方面实施性教育时，除非在特殊情形之下，手淫的警告一层是应该避免的。学校教育不比家庭教育，凡百训迪，以绝对的客观和不牵涉私人关系为是，性的教育如此，其他课目也莫不如此。

讲到这里，我们却又碰上一个难关了：那就是未来施教的人的无知识与不聪明。这困难是很普通的，在家庭里和学校里都随时可以遇到。施教的人的知识和聪明既有问题，于是即使有良好的教材或书本，也不免要被糟蹋。做母亲的人，论理在这个性教育的题目上，原应该是小孩子的心腹与导师，并且她的健全的天性也自然会把她引上这条心腹与导师的路；但不幸得很，她自己就是一个在不健全的传统观念里长大的人，要纠正这种观念的影响，就非有坚强的志愿与高深的智慧不办。在学校里的教员呢，情形也正复相同，他也是这种传统观念里的产物，一提到性的题目，他那种伪善的羞恶之心便不禁油然而生，所以平日就请他担任动植生理等科目，已经不免畏缩不前，性的教育更可以不必说了。少数在这一方编辑教材或编著通俗教本而以师道自居的人，虽能不受传统观念的支配，却又往往不免走另一极端，就是把他的一知半解，甚或错误的见解，用很不科学的、很武断的笔墨传达出来。冒尔[1]说得好，性的教育虽属万分重要，但若从事启迪别人的人自己尚须师长启迪，前途的结果，我们就不由得不怀疑了。白氏又提到一点附带的困难，就是，在许多问题上，专家的

[1]　同597页注[2]所引书，第276页。

意旨也还不能一致，例如，手淫是否是性欲发展初期里的一种生理的现象，禁欲到何种程度，方属有益无害之类。但同时我们也承认传统的观念逐渐改变，健全的知识逐渐推广以后，上文所说的困难自不怕不日趋减少的。

在春机发动期内的女子，对于性的本性的自觉，性质上既和男子的不同，程度上也并没有像男子那般的确实与深刻。但是因为缺乏知识而引起的可能的危险却反而比男子的要来得不可捉摸和更不易平反。她对于性的事实，也往往十分十二分的关心，青春期内女子的思想和同伴中间的谈话，也往往以性和其他联带的神秘现象做一个中心的题目。她对于性冲动的自觉，性质上虽和男子不同，却也是常有的事，她的接受外界恶浊影响的机会，也就不在少数。一部分人以为女子深居简出，一片天真，性的教训适足以破坏这种天真的完整，从而阻挠性教育的实施；未免太愚妄得可笑了。

意国作家奥比基（Obici）和马歇西尼（Marchesini）说起，他们认识的几位女师范毕业生有一次告诉他们说，在意国的大学与中等以上的学校里，人性的神秘，尤其是生殖的神秘，是日常谈话里极普通的一个题目。在英国，就在办得最好、最新式和对于女子体育有相当设备的大学里，有人说起，“大多数的女子对于性的问题，真可以说是茫然一无所知。但是她们未尝不好奇，未尝不时常谈论到它”[1]。几年以前，有一位颇负时誉的医

[1] 《霭氏性心理研究录》，第二集，附录丁，《论女学校中的同窗友谊》（*The School-Friendships of Girls*）。

生在他的书里[1]写着："女子生活的范围比较狭窄，心理的活动又比较要受拘束，所以她们日常可以做思想的资料的事物要比男子为少。她们所受的叮咛训诲，无非要她们掩饰、隐讳；所以从外面看去，一个女子真是幽娴贞静，动中法度，但是心中却很不干净。她从小到大，所养成的对于性的态度，既然是一种伪善的态度，于是不提到性的题目则已，不唤起性的冲动则已，一经提到，一经唤起，她的注意与联想所及，自然只会向龌龊的一方面走去。健全的思想是不容易发生的，偶一发生，也一定要被强制的抑制。平日耳闻目见，无非是增加她心神郁结的程度，或逼她向一种不健全以至于淫秽的小说或文学作品里去寻出路，结果，自然是心思愈益黯淡，想象愈益龌龊了。为她自己的利益着想，一个女子，到了相当的年龄，对于她自身与自身的天性，是应当有一番清切与正确的观念的；所以阻挠这种观念的取得，便无异剥夺了女子的幸福。许多青年女子，刚刚踏上生命的关口，便一蹶不振，自己既受耻辱，又玷污了门楣的清白，推究起原因来，知识的缺乏，至少也要算到一半。因为没有知识或知识不足，所以一经诱惑，便无丝毫抵抗的能力。从此可知女子前途的祸福并不系于她自己，而须视她所处的社会环境能否给她以充分的保障为断。"美国社会号称自由，但在这方面的情况倒也和英国的没有多大分别。丹佛地方（Denver）青年法庭的推事林哉氏

[1] 医师名福实吉尔（J. Milner Fothergill）尝著一书，亦名《成年》，1880年出版，所引各语见第20与22页。

（B.B.Lindsey）有一次发表了一篇很能发人深省的文章[1]。以青年法庭的推事的资格说话，自然是很有权威的。他说，青年中无论男女，往往在他们的手册里写上许多极粗俗的性的东西。这种男女儿童大都是很和蔼可亲，一言一动也很聪明雅驯，他们也往往有很体面的父母；但是在性的知识一道，却除了顽劣的同学和下流的不相干的成年人以外，谁都没有给他们什么指导。经仔细的查问后，林氏发见每二十个人中，只有一个的父母，是和他或她谈起过性的题目的，其余十九家的父母都是装聋作哑。凡是知道一些性的事实的，无论准确或错误，几乎没有一个承认是从父母那边得来的，也就是几乎没有一个不承认是从街头巷尾拾得来的。做父母的大率以为子女们始终在这一点上维持着那不识不知的状态，一旦发见事态竟大谬不然，于是便引为万分诧异。林氏说："父母并不知道子女的需要，并且对于子女不在他们面前的时候学些什么、做些什么，也是茫然不知。"这种漠不相关与不负责任的父母，林氏以为实在是子女的罪人。据他和儿童接触的经验，他发见凡属失足的女子，不论失足以后是否日趋下流或自能振拔，十个里有九个可以推原到父母的大意与放任上去，有许多后来做妓女的往往在12岁以前便已受人诱惑。林氏说："凡

---

[1] 《女子走入歧途的原因》（*Why Girls Go Wrong?*），载在1907年1月之美国《妇女家居杂志》（*Lady's Home Journal*）。（林氏从事于此种青年之救护工作，垂三十年，尝于1925及1927年先后作书曰《现代青年之反抗》（*The Revolt of Modern Youth*）及《伴侣婚姻》（*Companionate Marriage*）二书，二书内容实为此文（参见本注）之推演与充实，唯前者所以示问题之迫切，后者则目的端在设法解决耳。二书均曾哄传一时。——译者）

是我当面查问过的误入歧途的女子都对我这样说，所以我相信上文的结论必与一般的真局面相去不远。”林氏又以为无论在城市或在乡村的学校男女儿童，对于性的事实，十个里有九个都表示十足的好奇心，并且女子所表示的也不在男子之下，对于这一点，他起初自己也觉得奇怪。

十四　女子月经初期应有的准备

做母亲的对于女孩子的责任和对于男孩子的责任起码应该相等，她应该打头就留心她的发育，并且在个人的性的问题上，应该得到她的信任，让她凡事有一个问讯或告诉的去处。这一类的事，学校是不便顾问的。但后来年事渐长，凡属一般的性卫生的知识，尤其是关于月经的，因为人尽相同，学校教师便有一种随在注意的责任，并且在安排课程、支配作息时间的时候，须得参考到它，有必要时，她也得设法使在经期内的学生得到相当的休息。这种注意的功夫原是女子教育中最基本的一部分。要是教师做不到或不做的话，她就根本不配做教育的工作，应该取消资格。但事实上这是女子教育中间最最受忽略的一点。因为母亲与教师的失职，大部分的女童，在月经初次来到的时候，竟有丝毫未加准备，以致在生理与心理方面种下祸根的，也大有人在。[1]

有一位著名的妇科专家，普利反尔爵士（Sir W. S. Playfair），

[1]　即对于阴毛的发生，有一部分的女子亦大率毫无准备。因此也有引起精神上的不谧静，而私自加以剪薙的。

有一次在文章里说："男女青年之间，最大最绝对的分别自无过于月经的现象，但据我所知，没有一个规模大一些的女子学校对于这问题是有相当的设备的。不但没有设备，并且一般做校长的女子都觉得这是一个不屑一谈的题目。她们的见解是：发育期内的男和女实在没有什么分别；凡是对于男子有益的事，对于女子也是同样的有益；至于目前浮面上的一些差异，那完全是不良的风俗习惯的恶果，风俗习惯既不许女子参加男子可以自由从事的种种作业与活动，女子自不免相形见绌了，所以新时代来到以后，风俗一经改革，这些差异自然会烟消云散的。要是这种女校长的见解是准确的话，我们倒要请教为什么每一个对于学校生活有过服务经验的医生都在女学生中间发见不少的犯贫血病和萎黄病的分子，不但一般的血色不健全，并且还要加上月经闭塞、月经过多、头痛、心悸、消瘦和其他衰弱与委顿的症候，而同时在男学生中间却几乎连一个都找不到呢？"[1]

上文这一番话是很对的，但我们同时也承认，这种对于女子健康的漠不关心并不自今日始，不过对于这种漠不关心与忽略的说辞却是新的。五六十年以前，在女子教育运动还没有发轫的时候，另外有一位妇科专家悌尔德（Tilt），在他的著作里也说[2]，他曾经对于女子月经初次来到的问题，作过一些统计的调查，在差不多一千个女子里，"他发见百分之二十五是

[1] 见《青春期内女童的教育与训练》（*Education and Training of Girls at Puberty*），载在1895年12月7日之《不列颠医学杂志》。

[2] 见悌氏所著《健康要素与妇女卫生》（*Elements of Health and Principles of Female Hygiene*），1852年出版，第18页。

完全没有准备的，这二十五个里的十三个，不是惊吓得发呆，便是失声叫喊，甚至于搐搦惊厥，有若癫痫；这十三个中间又有六个以为不知如何自己受了伤，亟亟的用冷水洗濯，满想借此可以把血止住。这百分之二十五的一般的健康，后来都因此受了很大的创伤。”

后来美国有一位妇科专家，恩格尔曼（Engelmann），对于悌氏上文这一番调查很表同情，因为他在美国也有同样的经验，他说[1]：“女子在春机发动的初期里，因惊惶、因神经与情绪的震动、因受寒而酿成疾病的，正不知凡几。一个身心健全而知识不足的女子，忽然之间发见身上流起比较多量的血来，自不免惊惶失措，认为是一种没来由的内部的损伤，从而设法加以阻止。普通止血的方法，自然也不外用冷水洗涤或用冷手巾之类贴住创口，但有的也有洗冷水浴的。我就认识一位女子，她在初次通经的时候，便洗过冷水浴，后来一场大病几乎不起，经多年长期的调养以后，才复了原。现在她是一位很小心谨慎的母亲，她并没有忘记她自己的那一番惨痛的经验，所以对于自己的儿女，能于事前给她们一些别的母亲所不能给的指导——就是，年轻女子在经期以内的个人卫生。”

美国肯纳第博士（Dr. Helen Kennedy）有一次研究一百二十五个中学女学生在这一方面的经验。她说起通常流行的那种虚伪的羞恶心理往往在母女之间引起一种隔阂，使对于

---

[1] 《美国少女之健康》（*The Health of the American Girl*），载在1890年《南方外科与妇科学会工作录》（*Transactions of the Southern Surgical and Gynaecological Society*）中。

月经一类的题目，也讳莫如深，不相问闻。“这一百二十五个中间，有三十六个对于她们所以从女童变做妇女的道理，始终没有了解，她们所有的一知半解，还只得是零星拾来的。另外有三十九个比较好些，但也并不高明，她们多少受过一些正式的指导，但同时也承认，在这个题目上，她们从来不会有过自由谈论的机会。对于极切身的、也是极感兴趣的题目，而不能自由谈论，可见所谓正式的指导，也无非是教她们自己当心，和‘不必多问’一类急于打发开的语气罢了。真正觉得能和她们的母亲自由谈论这个问题而不受呵斥的，不到半数！”[1]

英美以外各国的情形，大概也很仿佛。其在法国，小说家德刚果（Edmond de Goncourt）在他那本《爱人儿》（*Cherie*，137—139页）里描写女主角在她月经初次来到的时候那种惊惶与恐怖的心理，十足表现她事前一无知识，一无准备。作者在后面还加上案语说：“对于这一件迟早必得发生的事，女人们确乎是难得谈到的。做母亲的很怕在女儿面前下什么警告，做姐姐的不愿意和妹妹谈这种亲切的心事，一班做保姆的，自然是更守口如瓶，尤其要是她们所当心的女儿是没有母亲或姐姐的话。”

青年女子不明白月经的道理，竟有因此而引起自杀的惨剧的。不多几年以前，法国报纸上便登载着这样一件事。一个15岁的女子，忽然在圣多昂地方（Saint-Ouen）向塞因江里投

[1] 《中学教育期内的努力对于少女的影响》（*Effects of High School Work upon Girls During Adolescence*），载在1896年6月之《教授学杂志》。

水自杀，经人救起以后，她在警察当局面前说她近来被一种无名的病魔纠缠不清，没奈何只好自杀。后来经婉转与体贴的查问，才知道那不知名的病症是任何女子都犯的，实在并不稀奇。警察当局于是把她送还给她的在理论上应该重重受罚的父母。

十五　对于女子性生活应有的态度

五六十年以前，女子的性的生活所以受父母与教师的忽略，原因是在上文已经提过的那种虚伪的羞恶心理。到了今日，女子教育的观念既经大变，宜乎是不再受忽略了，事实上却也不然，不过所以忽略的理由却也跟了发生变迁，就是说，女子对于生理的生活应该像男子一般的超脱与不受拘泥牵制。既要超脱，既不愿意受牵制，性的题目自然也在不闻不问之列了。时代既变，情形亦既变，而大家对于女子性生活的漠不关心与置若罔闻却没有变，足征前后所提出的所以忽略的理由无非是一些所谓好理由，说来见得漂亮，听去可以自圆，而不是真理由，真理由还是知识的缺乏。所以性的知识发达以后，目前足以在幼年时代便破坏女性以至于母性的健全的一些坏习惯可以逐渐消除，至少，月经与摄生的关系那一点可以充分的受人了解。但这还是一些前途的希望，若就现状而论，则所见无非是一些很惨痛的事实：一方面，经期腹痛、经期不正，甚至于停经闭经的青年女子或妇女，几于到处皆是；另一方面，先天原来很健全的女子，因为在发育初期、月经初到的年龄里，在日常生活方面不知善自调节休养，以至于引起巨大与永久的损伤的，也随时可以遇见。医学界的领袖，无论是男是女，对于这一点的观察，可以说几乎是完全一致，没有例外。几年以前，有一位女医学家雅各比夫人（Dr. Mary Putnam Jacobi）还写了一本专书，叫做《妇女的休息问题》（*The Question of Rest for Women*）。她在那本书里有这样的一个结论，她说“普通健康”的女子可以让月经自来自去，不必管它，但同时她也承认女子之中有百分之四十六是算不得“普通健康”的。百人中够不上普通健康的多至四十六人，即几乎等于半数，我们也就未便等闲相视了。在学校或业务中的女子，对于一种工作或一种游戏，往往热心过火，以致不计利害，把一己的健康作孤注之一掷。但做教员的人，对于青春期内休息与将护的重要，已逐渐能一致的承认，并且慢慢的也觉感到，要是最初行经的一年之内，一个女子能善自调节，虽有工作，也不过于奋勉的话，不但于健康有益，即就教育的效率而论，也并不是一个失着。这些都是很好的现象，所以再过一时，大家对于性的知识日益增进，对于旧的成见，日益放弃以后，我们就不难希望女子们可以从传统的虚伪的文化里解放出来，不再像以前那般把个人生活中最可以自豪的一方面引为奇辱大耻，从而加以粉饰遮掩；要知在健全的原始民族里，性与生殖始终是一件很坦白荣誉的事。美国心理学与教育界前辈霍尔（Stanley Hall）在他那本巨细不遗的名著《成人期》（*Adolescence*）里也同样的希望着这解放的一天，他有一段很可以教我们欢欣鼓舞的话，说：“我们应当教女子们知道，这月经的作用不但不是一种耻辱，而是一种值得尊敬的事物，从而加以提携将护，在最初几年以内，尤宜以时休息，务使循着安全与正常的路径走去，至可以稳健的成立为止。要是世间再有比我们高的本体，如神仙之类，能在上面鉴临我们，好比我们鉴临花草一般，那么女子月经初到的几年，便无异一棵植物开着花的几个钟头，是最美丽最有趣不过的。将来对于个人的知识比较发达以后，女子在这时期里，一定会特别的尊重自己，不妄自菲薄作践。野蛮民族名为野蛮，却很能尊重这个时期，并且因此而对于女子能肃然兴畏敬的心态。前途也许会有这么一天：我们因为女子的缘故，将更改我们分岁时的方法，对于男子，我们依旧保留那星期或来复的作息的办法，但对于女子，则不妨把四个来复的休憩日子合作一大来复，可以连上休息四天。有一天女子们真能为她们的权利抗争的话，她们一定会把这一层做一个起点，并且要一反以前的心理，把男子教她们自认为耻辱的这件事认为一桩荣誉。目前流行的所谓妇女解放运动里，那一班领袖们便不明此理；以前男子看做是女子身上的一件奇耻，她们也竟依样画葫芦的看做一件耻辱，并且比一般她们所要劝导的女子还要看得厉害，名为解放，实同变本加厉的陷溺，天下伤心之事更有甚于此的么？”[1]

---

[1] 见《成年》一书，上册，第511页。几十年以前，1875那年，有一位克拉克博士，在他的《教育中的性问题》一书（Dr. Clarke，*Sex in Education*）中，谈到经期休息的必要，便时常引起了一番很剧烈的非难。这在今日，便已不会再发生，因为大家对于女子的特殊的生理情形与其可能的危险，已经逐渐的明白了解。

霍氏这一番至理名言真是颠扑不破。也许近年以来，情形已稍稍比以前为开明，但即就前数年而论，霍氏所引为可以长叹息的事真是百喙莫辞。所谓女权运动的领袖往往就是出卖女权的人。她们所采取的一些理想，原是男人的理想，她们敝舌焦唇以劝告别的女子的，无非是要她们做一些第二级的男子；以女学男，画虎不成反类犬，自然是只好屈居第二级了；她们对大众宣告说，凡是健康的、天然的女子是不用管月经作用的来到的。这真是以真作假、以假作真的见地。恩格尔曼说："这些女权运动的领袖口口声声说，在自然状态之下，女子的体格是和男子的相平等的，又时常喜欢引原始民族与野蛮民族的女子做一个证据。不错。但同时她们也知道野蛮民族怎样的了解女子体格上那种有时期性的特点么？她们也知道在这种时代里野蛮民族里的男子怎样细心保护他们的女子么？我相信她们并不知道。月经可以说是女性生活一种高潮，潮来的时候，女子应受特殊的保护，使丝毫不受毁损——这原是凡属去自然未远的任何民族所能领会与见诸行事的一点；他们的宗教生活虽简陋，但是对于可以使女子在经期中得到休息的宗教习惯，却是最牢不可破。"我以为普天之下，唯有在白种人中间，可以找到很普遍的因为不注意性的健康而引起的女性病废现象，也唯有在白种人中间，才会发生目下这种因噎废食的现象。以前女子之所以深居简出，名为是宗教习惯所养成，实际上最初却出诸月经作用的要求，如今主持女权的人不明此理，以为宗教习惯一经改变以后，深居简出的生活便可以完全推翻，岂不是正合着因噎废食的一句老话？[1]

十六　经期卫生与女子的教育机会及社会地位

德国学者托勃雷（Tobler）曾经研究过一千个德国女子的月经的经验[2]。他发见在绝大多数的女子的生活里，月经往往和健康的退步与活力的减少发生了联带的关系。在百分之二十六的女子中间，月经一到或将到，腹部的疼痛、周身的不快、心神的烦乱，便纷至沓来，不一而足。其他单单感觉腹部疼痛、或周身不快、或心神烦乱的，为数自然更多。在这几方面都不发生问题的，只有百分之十六。此外又有少数女子，居然能在经期内感觉到体力与精神特别健旺，但此中也有一半在两个经期的中间发生身心不快之感。托氏的结论是：月经固然是生理的，但是这些症候却是病理的。

在英国方面，我们也有一些零星的观察。1908年不列颠女医师协会举行会议的时候，对于正常的月经与疼痛的月经有过一

---

[1] 欲知经期中身心现象的详细情形，可参看作者所著的《男与女》（*Man and Woman*），第十一章。至原始民族对于月经的观念，则作者的《性心理研究录》的第一集里（附录甲），也有一番短短的讨论；而比较详细的，则可以查看弗瑞泽尔的《金枝》一书（J. G. Frazer，*The Golden Bough*）。经期隔离的风俗，流行极广，事实也极多，可参看普洛士与巴德尔士合著的《妇女》（Ploss与Bartels，*Das Weib*）。至陶瑞斯海峡群岛的女子在春机发动期内的隔离，则色立格曼（Seligmann）曾经有过一番特别的研究，见《陶瑞斯海峡群鸟人类学探访报告》（*Reports Anthropological Expedition to Torres Straits*）第五册，第六章。

[2] 见1905年7月份之《产科与妇科月报》（*Monatsschrift füer Geburtshülfe und Gynäkologie*）。

次讨论。当时边泌女士（Miss Bentham）说，地位或职业良好的女子中间，患痛经的要占到百分之五十。邓纳脱夫人（Mrs. Dunnett）以为痛经的发生大率以24岁至30岁之间为多，因为早年行经时不知休息，才有此种现象；葛兰劾尔夫人（Mrs. Grainger）发见凡属患痛经的小学教员，总是因为在学生时代为了考试过于努力的缘故。

美国的材料比较多。许多的调查和研究都证明青年女子性生活的不健康是一种很普遍的现象。肯纳第博士很详细地搜集了关于一百二十五个女中学生的月经生活的资料。这些女学生的平均年龄是18岁。一百二十五个人中间，经期内不感觉痛苦的只有二十八人；一半数总是在经前感觉到种种症候，如头痛、一般的不快、心神烦躁之类；四十八人则于行经腹痛以外，又感觉到别的症候，尤以头痛与全身软弱无力为多。散宾夫人（Jane Kelley Sabine）在新英伦诸州的女学校里，发见在两千个学生中间，月经发生问题的多至百分之七十五；百分之九十患有白带和卵巢神经痛；百分之六十每月总得辍学两天[1]。这一些发见似乎是特别的坏，但也未尝不富有意义，因为二千之数，不能算小，它一定有相当的代表性。其在太平洋沿岸诸州，情形也未必见佳。女医师瑞德尔（Dr. Mary Ritter）在加利福尼亚大学的六百六十个一年级生中间，发见月经生活不健全的多至百分之六十七，其中患头痛的占百分之

---

[1] 1904年9月15日出版的《波士顿医学与外科杂志》（*Boston Medical and Surgical Journal*）尝加以征引。

二十七，背脊痛的百分之三十，大解秘结的百分之二十九，心跳声音不正常的百分之十六；只有百分之二十三完全不受这种种症候的支配[1]。又麦默尔切女医师（Dr. Helen Mac Murchey）发表过一篇有趣的论文，叫做《经前与经期内的生理现象》[2]；她事前曾向多伦多（Toronto）地方的女医生、看护和女教员发出一百份征求案，征求案中载明二十一项不正常的行经时候的现象，请应征的人在每项下面填明本人有无此种经验。归纳的结果，她发见百分之五十至六十患着睡眠不稳、头痛、心神郁抑、消化不良或感官迟钝等症候；百分之二十五至五十则患神经痛、头晕、神经过分的紧张有力、神经与肌肉衰弱、触觉特殊锐敏、血管舒缩不正常、便秘、腹泻、小解过量、皮肤发疹、易于伤风或经前经后泌水等症候。这一番的调查很有趣味，因为它足以证明月经期中不健全的状态的普遍。此种状态虽非严重，但也足够影响到一个女子的活力，一面既不免减少她抵抗外来足以致病的势力，如病菌之类，一面更不免降低她工作的效率。

月经的失调足以为女性生活的一大障碍，有一件事可以做旁证。大率做一番事业或享盛名的女子似乎不大受它的影响，反过来说，就是绝大多数的不能成就什么事业的女子至少一部分是受了月经不调的牵制。妇女运动里的领袖所以不把月经当

[1] 见瑞氏于1903年在《加州医学会》（*California State Medical Society*）席中所读论文。

[2] 见1901年10月5日之《刀圭杂志》（*Lancet*）。

做一回事的理由，一部分也许在此。她们自己既比较不受牵制，于是推己及人，以为别的女子也大都这样，殊不知事实却并不如此。德国女士格哈特（Adele Gerhard）与西蒙（Helene Simon）在她们那本《母性与知识工作》（*Mutterschaft und Geistige Arbeit*）一书中，发见（原书312页）她们所研究的许多著名的有才干的女子，生平并没有受过月经问题的多大的牵制。

晚近有些医学界与教育界的人士时常主张凡属正在长发期内的女子，不但每逢经期，应该有两天的休息，并且应该于月经初来的一年以内，完全不进学校。在上文所提的不列颠女医师协会会议席上，施窦琪女士（Miss Sturge）说起某女学校里办过这一类的试验，凡属月经初来的女子，在最初两年内，每逢经期，总要让她们卧床两日，完全不习功课；所得的结果，很为满意。几年以前，葛克医师（Dr.G.W.Cook）在一篇杂志文章里[1]一面举了许多例证，一面说："这是我的坚决的信仰，以为凡属月经初来的女子，在第一年内，不应受功课的包围，而应多多的享受户外生活。"有一位大学毕业的女子，用了"老校友"的笔名，写了一篇《校友的儿女》[2]，专门讨论美国女子性生活方面的多愁善病和因生育频繁而引起的虚弱委顿；作者并不是一个对于目前的女子教育有什么反感的人，

[1] 《月经不调之几种》（*Some Disorders of Menstruation*），载1896年4月之《美国产科杂志》（*American Journal of Obstetrics*）。

[2] 见1904年5月之《通俗科学月刊》（*Popular Science Monthly*）。

她并且以为这种教育并没有什么不健全之处，但既经鉴及一班女校友的生活的愁苦，她也未尝不再三申说这一点，就是，女子在春机发动期以内，应该有充分的休养。她说，“要是脑子要把女子的精力完全霸占去的话，试问还有什么健全与圆到的发育可言？好比在脑子发达以前，幼童们总先得把全部的精力用到体格的发展上去，女子在智力生活发达以前，也总得先给这最关重要的生殖系统一个自由发展的机会。所以我们至少应该给她一年的悠游自在的生活，心理上与神经上丝毫不让她用力过度；在这一年以后，终她的学校生活的时期，也该让她以时休息，不太用心也不太用力。惠泰格夫人（Nellie Comins Whitaker）在性质相类的一篇文章里也提出过同样的主张[1]。她说：“有许多女子，在春机发动的时期里，应该完全离开学校，多则一年，少则数月。以前我是不肯这样想的，但事实是雄辩，终于渐渐把我折服，教我不能不作此违心之论。”她在下文里又说，这种主张的最大的障碍是女子自己的任性与不受劝告，和她的母亲的缺乏知识，这种母亲始终以为痛苦是女子分内应得的事，不必也不宜设法避免。

这样的休息，在身体方面固然可以增加健康而促进将来的抵抗力，就是在教育一方面，也未必是一种损失，因为教育原不限于学校的教育，学校教育不过是全部教育的一部分而已。这休息的方法也应该是普遍通用的，不应该仅仅适用于多病和

[1] 《美国女子的健康》（*The Health of American Girls*），载《通俗科学月刊》，1907年9月份。

弱不禁风的一类的女子。目前的女子教育在这方面的忽略，最惨痛的结果，倒不在脆弱的女子变本加厉的日趋衰颓，而在一部分本来极健全极优秀的女子亦于不知不觉之间，日归消沉淘汰。在目前紧张的生活状况之下，据说英伦的警察人员，也不过二十五年，便已筋疲力竭，呈衰老的状态。警察人员是任何人口中少数体力特别充盈、精神特别饱满的分子，他们犹且如此，何况一个人口中的花一般的女子呢？要知目前女子在学校里所处的环境，其为煞费精力，实在和警察在十字街头所处的车马喧阗的环境没有多大分别咧。

十七　女子的卫生、体育与剧烈运动

女子的多愁善病，其主要的原因似乎是已经很明显，就是，太不讲卫生。第一，月经期内的忽略，上文已经从详讨论过。第二，是一般的习惯上的不卫生。日常生活里凡属攸关摄生的行为与习惯本来就不很高明，但是在女子方面似乎尤其是黑暗，在盎格鲁–撒克逊民族里，这一点更来得显明。在女子生活里，这一类攸关卫生的举措往往会被一时紧急的工作或有趣的情境所搁置一边；她们穿的衣服往往是逼窄而妨碍动作的；她们对于一日三餐，往往不按时刻，不论饥饱；不容易消化的食品，既不反对，滋养力薄弱的食品，尤在所欢迎；逢到大解或小解的时候，或因懒展缓，或因忙搁置，或因虚伪的羞恶之心而竭力忍耐；甚而至于对于身体的清洁，有时也很不注意[1]。还有许多零星的习惯，分开来看好像是无足轻重，但是合拢起来，对于女性健康的影响，却也不小。社会所造设的环境，本来没有十分参考到女子的需要，即使女子们平日能小心翼翼，善自适应，尚且要费上九牛二虎之力，何况自己还要添上这许多不良善的习惯呢？美国某女子大学有一次对于紧身褡和学业的关系做过一次调查，发现全校之中，服用紧身褡与不服用紧身褡的女生大约各占一半，但是成绩优异因而得到荣誉或奖金的学生几乎是全部不在服用之列。做这个调查的人，麦克勃拉德（Mc Bride）因此说："假若单单服用紧身褡的一个习惯，而且服用的时候又正值女子一生中最年富力强的时期，已足够产生如许恶劣的影响，要

[1] 芝加哥师范学校体育主任散朋女士（Lura Sanborn）发见两星期洗浴一次的女子，并不稀奇。逢到经期，许多女子对于用水一点，还抱着一种迷信的畏惧心理。实则凡为女子，应知在这个时期里，清洁是应该十分、十二分注意的一件事。晨兴和就枕以前，应该用湿水举行"坐浴"一次，阴道的濯洗（切忌冷水），于清洁和舒适两方面，都有裨益。经期内对于水的畏惧，是绝对没有理由的。不多几年以前，《不列颠医学杂志》曾经讨论过这一点，各家的意见真是完全一致。有一位著名的美国产科医生，艾特格尔博士（J. Clifton Edgar）对于这个题目的种种意见与事实，经过一番仔细研究以后说，要是审慎将事，而生活习惯的转变不太急剧的话，女子在经期内也未尝不可、亦未尝不宜举行冷水浴（但非海水浴），见《论经期洗浴》（*Bathing During the Menstrual Period*），载在1900年9月的《美国产科杂志》（*American Journal of Obstetrics*）。艾氏此论虽非人人可以采用，但即就海水浴而论，身体健硕的农家妇女或渔家妇女往往可以在海水中作长时期的浸渍，结果不但没有害处，反有益处。胡泽尔（Houzel）曾就123个去法国滨海的妇女的经期经验，发表过一种统计。她们都是捉虾的渔妇，每次到海中捉虾，总得在深可没腰的水里浸上好几点钟，上岸以后，接着就到街上去卖，要卖完归家，才换干的衣服。她们都说凡逢到工作的月份，她们的月经反而比普通要方便。就一般而论，她们的经期也很准确，生殖力也大。详见1894年12月出版之《妇科年册》（*Annales de Gynécologie*）。

是一二十个不卫生的习惯荟萃在一个人身上，并且终身不改的话，试问那恶劣影响的总和还堪设想么？”[1]

讲起女子疾病的预防，茄埃尔士氏（A. E. Giles）说：“女子只要能注意一般的卫生和教育，痛经的问题似乎很显明的可以避免。所谓一般的卫生，无非是指工作时间不宜太长，尤其是要是工作时须得站立的话；充分的户外运动，如网球、划船、骑自行车、各式的器械的运动之类，如环境不许可，设备不周到，则安步当车，亦无不可；食物应有定时、定量和适当的品质——老是吃一些茶、面包、牛油，再间或添上一些干点心之类，是不够的；用心用力，都不宜过分，已觉疲乏时，便该停止，不再勉强——这都是应该注意的一些要目。读书尽管读书，但应出诸从容不迫；要知无论读得怎样慢，也终有卒业的一日。”[2]茄氏这一番话是很切实的。全身运动的好处，原是极明显的，不但对于一般的健康如此，就是对性的发育以及精神生活的调整，也无不如此；但是要做到这一点，第一先得废弃重笨与逼窄的衣服，尤其是在胸部一带，女子体格不及男子之处不止一端，尤以呼吸的力与量为甚，若再加以压迫，岂不是更相形见绌[3]。以前女子不

[1] 见麦氏《我们的女子的生活与健康和她们的前途》一文（*The Life and Health of Our Girls in Relation to Their Future*），载在1904年2月份的《医学家与神经学家》杂志（*Alienist and Neurologist*）。

[2] 《妇人病预防诊察之管见》（*Some Points of Preventive Treatment in the Diseases of Women*），载在1897年4月10日出版之《医院杂志》（*The Hospital*）。

[3] 此方面之参考物甚多，例如霭氏自著之《男与女》（*Man and Woman*），第九章。

能行动自由，原因在大家抱着一种理想，以为女子身体的一举一动应以拘谨为宜，越是多方的约束，越见得端庄稳重。现在这种理想固已不大受人重视，但是它的积重难返的影响至少还保留着一部分，同时从事女子教养工作的人，又不给她们充分的时间、机会与鼓励，使她们摆脱这种习惯，而把她们喜欢活动的天性从根培植起来。这种天性的培植，实在是教育的极重要的一部分，因为只有运动自由才可以把神经与肌肉系统建立起来，而神经与肌肉系统也就是一切活力所由表现的基础。独可惜目前的教育太不注意这一层了，女子体格上的许多瑕疵便是铁证。伦敦州政府技术教育股的医事检察员贝礼医师（Dr.F.May Dickenson Berry）发见在一千五百个成绩优异得有升学奖金的女学生中间，百分之二十二的脊柱，多少患着侧面即弯曲，即不向右弯，便向左弯，但是在同等的男学生中间，便几乎一个都找不到[1]。散朋女士（Miss Lura Sanborn）在美国芝加哥师范学校里，也发见同样的情形，一批很优异的女生中间，脊柱弯曲不正的也有到百分之十七，其中有几个并且弯曲得很厉害[2]。我们看不出来，为什么做了女子便不该有一根挺直的脊柱，像男子一样，其所以不能有的缘故，显而易见是在肌肉与韧带的得不到正常的发展；肌肉系统的发展一有错误，全身骨干的布局自难免不受影响；所以他们发见凡是脊柱不健全的人，大多数也是筋肉发展不健全的人，并且有时候也是患着贫血病的人。在现状之下，中上

---

[1] 1904年5月28日出版的《不列颠医学杂志》。

[2] 1900年12月之《医师杂志》（*Doctor's Magazine*）。

阶级的女子，对于个人的肌肉系统，如欲有相当的训练，机会倒也不少；但要寻一些比较普遍的设备，使大众可以享受，尤其是要使工人阶级或中下阶级里前途不能不靠卖力气吃饭的女子们，也得到一些训练，一些准备，那就绝对不可多得了。美国巴尔的摩地方（Baltimore）的色尔曼医师（Dr. W. A. Sellman）也申说适量的运动、卫生的注意与神经系统的休息，对于女子，确有极好的效验[1]；旧金山的女医师勃朗氏（Dr. Charlotte Brown）竭力的主张在一切村镇中间，设立公共的女子体育场，同时凡属比较大一些的学校应附设专馆一所，供女子习练自然科学、手工和家事学之用。勃氏特设女子体育场的建议很不错，因为在女子体育初倡的地方，难免男子们不少见多怪，争相观看，平添许多麻烦出来。但同时我们也承认，有许多女子体育比较发达的地方，例如西班牙的乡村中，女子的运动，往往就在本村的公用的大草地上举行，男子们视若无睹，久成惯例；我以前在西班牙旅居，见西国女子大率躯干健硕，与众不同，大概一部分便得益于此种习惯了。又游戏一项，在男学校中不但再三鼓励，并且久已成为一种强迫的作业，与课程相等，但是在女学校中间，这种情形只不过是偶一遇见，并非通例。这一番话并不是说女子所做的游戏或比赛在品类上应和男子的一样。那不是，此种品类不但不必相同，并且很不该相同。就英国一隅而论，女子的行动似乎特别见得笨拙，一弯腰、一举足之间，生硬有余，圆转不足，当然

---

[1] 同656页注[1]所引杂志，1907年11月份。论文名《未婚妇女痛经之原因》（*Causes of Painful Menstruation in Unmarried Women*）。

更不宜袭取男子的游戏与运动方式，使此种不美观的程度更变本加厉；要知力的表现固然是我们的期望，但若表现时不免生硬急遽，便足征神经与肌肉系统的训练，去协调与纯熟的地步还远。用这种眼光来看，游泳和好几种的舞蹈，是最合于女子体格的，它们不但可以促进力量，并且可以增加行动时和谐的程度；游泳的机会不可多得，但遇有机会，便应充分的利用[1]。1907年国际学校卫生会议（The International Congress of School Hygiene）[2]席上，曾任纽约市公立学校的体育监督的居礼克氏（L. H. Gulick）说，在纽约全市的小学与中学校里经过多次的试验以后，他们认为对于女子最合宜的运动，要推各式的土风舞。"此种土风舞对于周身大一些的肌肉集团，都能加以训练，使再三的伸缩，因此，对于呼吸、循环与营养各方面，都能有很良好的影响。且这种伸缩的活动，因为比较的从容不迫，所以可以历久不觉惫疲，与普通跑、跳或器械运动所需要的伸缩不同；普通运动也许十分钟便可以教人疲乏，此种舞蹈却可以延长三四倍的时光。有许多土风舞是富有模仿性质的，其中有模仿播种的，有模仿收获的，也有模仿手工业的活动的（例如鞋匠），也有模仿武术的攻势和守势的，更有模仿打猎的。所以它们所唤起的神经与肌肉的动作是和种族的历史一样的悠远，也就是种族的习惯的一部分；最宜于代表人类所由表现自己的艺术生活。假若我们用

[1]　同660页注[3]所引书，第七章。

[2]　关于此次会议之记载可查者不止一处，例如1907年8月24日之《不列颠医学杂志》。

这种眼光来看土风舞，并且承认它实在是人类全部神经与肌肉的活动史的一个缩影，而不是一些杂凑的动作，那么，根据生物学的理由，我们以为应该正式的接受土风舞为女子最合理的运动，其价值要在它种舞蹈之上；它种舞蹈中也有被认为合乎生理原则而受选择的，但与土风舞相较，总嫌缺少经验的依据；从审美的立场看去，当然一切的舞蹈，其足以表现人的审美的天性，自然要比歌唱、绘画与雕塑等活动为多。”

但我们得永远记住，我们虽主张对于女子的天性要特别注意，我们并不以为女子便不宜受高深的教育。女子应否受高等教育问题是早经解决了的，丝毫不用我们怀疑。所以今日之下，为女子教育而奔走呼号的人，也就无须劳心焦思的来设法证明女子受教育的能力并不亚于男子，而女子教育的成绩也并不在男子教育之下。当务之急，倒在要让大家知道女子有女子的特殊需要，好比男子有男子的特殊需要一样，要是不能顾到这种特殊需要，而强其接受适用于男子的一些原则与限制，那么，不特对于女子自身有害，对于社会生活全般也是毫无益处。我们对于男子，也可以说同样的话。总之，男女之间，无论在学校里或社会上，我们虽则希望他们能共同工作，相须相成，但彼此所由达到生活的鹄的的路径，终究因天性的不同而有歧异，鹄的能否到达，即凭能否遵循这天性的法则为断。我们在这里要牢牢记住的一点，就是，女子之于男子，不但躯体比较短小，组织比较细腻，并且她们生活的重心也极容易受一种富有节奏的、性的波浪所震撼动摇；这种重心易受颠簸的现象，在男子可以说是完全没有，但在女子，却几乎无时无刻不受它的支配。所以名为同是圆颅方趾，而实则女子的生活，好比一座持平的天平，动不动便有不能保持均势的危险——无论大脑也罢、或神经的全部也罢、或肌肉部分也罢，只要受一些有分量的压迫，便要比男子容易引起严重的纷乱。上文所谓特殊的需要，与此种需要的不能不体贴，在此。

上文所说有分量的压迫倒不一定指不良的教育影响，大凡生活中过度的用心或用力的事都可以算得。这一层若是还需要证据的话，我们只要举一个例也就够了。就是，女子性发育的中途停止和神经的衰弱委顿，以至于非长期休息不可一类的现象，在商店和工厂中是极普通的；她们中间往往有从没有进过学堂的，但这类不幸的现象照样可以发生。运动总算是好事情了，但若过火的话，影响也是很坏，而过火的运动，因为以前妇女太不注意体育，物极必反，也是目前常有的事。骑自行车是对于女子很有益的，但总以对于在骑的时候腹部不感觉疼痛或其他不舒适的人为最相宜。渥德金氏（Watkins）甚至于说对于盘骨不健全或不正常的女子，往往也有益处。但无论如何，过火了也有种种害处，最危险的是使会阴部分硬化，以致将来生产时发生困难，甚至于非动手术不可。讨论到这一层，我不妨随便添一句，就是，女子骑马太多，也有同样的危险。由此推而论之。凡属有震撼性的运动，对于女子大都可以产生危害，因为女子体内的子宫，是一件很细巧的器官，部位既不易持平，分量又以时轻重，偶一不慎，就会发生问题；凡属剧烈的运动或竞赛，如橄榄球之类，对于女子决不相宜，这便是一个解释了。

伐萨女子大学（Vassar College）的体育馆主任白兰亭女士（Miss H.Ballantine）某次写信给汤玛士教授（W. Thomas）

说："无论怎样努力训练，我不信女子在体育方面的成绩有赶上男子的一天。"紧接着她又很有见地的添上一句话："我也看不出来她们有什么赶上的必要。"[1]这话真对，我们从上文里便可以看出来，不但没有赶上的理由，并且有许多不必赶上的理由，尤其要是她们是准备有一天要做母亲的话。我个人观察所及，便看见许多强有力的平日擅长户外运动的女子，一到临盆的时候，不但不比别的女子容易，反而比她们要困难，甚至于危及胎儿的生命。普通我们以为讲究体育的女子，生产应比较便捷，殊不知结果却适得其反。有一次我和去世不久的恩格尔曼医师（Engelmann）提到这一点，一则因为他是一个妇科专家，再则因为他平日主张妇女体育最力；他说他自己的观察也是如此，同时英美两国的体育教员也对他说起过在她们的学生中间，也往往有因运动过火而后来发生难产问题的。恩医师在信上答复着说："'对于女子肌肉发达的影响的不良好'，我和你的见解恰好相同。剧烈的运动如各式田径赛之类，及过火的体育训练，无论这种训练是自动的出于体育馆中，或被动的出于工厂中，都可以使女子体格渐渐趋向男子的状态。凡属浸淫于此种活动中的女子，在品质上也会潜移默化，渐和男子相似；最彰明昭著的一些，是性欲力量的减少、生产困难的增加，最后再要添上生殖能力的降低。卫生的习惯对于女子的品质，确有促进之功，但是近乎男性的肌肉发展，却有杀伐之力，虽则同时我们也承认农工的妇女的生产倒并不见得困难。

[1] 见汤教授所著《性与社会》（*Sex and Society*），第22页。

我向来所再三提倡的，只是女子体格的训练，而并不是肌肉的锻炼，也许我说话说得太多了，或者把训练的重要，说得太好了些，以致别人误会为肌肉的锻炼。但即在今日，各级学校以内的女子体育，还嫌不及，不嫌过火；只有那些阔人家的女儿才把高尔夫球玩过了火，或浸淫于各式的田径运动而不知节制。我目下正搜集一些新鲜的材料，但就已经搜得的而论，便觉得你的见解极有根据，在我的脑筋里已经留下一个深刻的印象，不久我希望可以给它一个更详细的解释。”[1]但这个解释，或其他关于这一点的笔墨，我们始终没有得见，因为不多几年以后，恩医师便去世了。

十八 性的尊严与女子自视的态度

对于女子特殊的天性、个别的需要以及独有的尊严，有了相当的认识以后，不但教育与卫生的事业要蒙到益处，我们还可以发见一些更远大的意义。女子在这一方面所接受的传统习惯与训练，对她都有深远的潜移默化的影响，好的影响固然好，坏的影响却很坏。所以，要是从小到大，社会或用明说，或用暗示，教她看不起自己的种种特点，即女性本身的性格，那么，她自然而然会把合乎男性性格的生活理想引为自己的生活理想，故而在她的人生观上和日常生活里引起种种的不和谐和不协调来。有人研究过英美两国的年轻女子，发见美国女子中

[1] 同647页注[1]。

间以男子的理想为理想的，多至百分之五十，而自悔不该生作女儿身的，美国女子中有百分之十五，英国女子中更多至百分之三十四，同时男子中喜欢做女子的却几乎一个都没有[1]。和这种趋向可以连在一起讲的还有一点，就是近代的女子教育太不注意情绪的训练；以前的女性生活也许太偏重情绪一方面了，这显而易见是一个不可避免的反动，但矫枉过正，不但不得其平，反而造成了置情绪于不问不闻的局面，其为殃祸，且甚于太讲情绪。一个发育得健全与细到的女子，往往用情绪来解释理智，来参赞理智，要是教育的培植过于偏重理智，一种不和谐不协调的趋向便会发生，以致使人格受局部的损伤或全部的破碎。所以德国有位学者瑞普玛尔（A. Reibmayr）曾经引证美国的女子，以为发育不全的一个炯戒[2]。我们讨论至此，更不妨指出，就在情绪范围以内，女子便已经不免不和谐与不协调的倾向；传统的观念时而把女子当做神仙，时而把她当做鬼怪，安琪儿是她，魔鬼也是她，爱之欲其生，恶之欲其死，女子从小就处这种毁誉无常、爱恶靡定的环境中，在情绪方面自难免

---

[1] 见《理想之演化》一文（*The Evolution of Ideals*），载在1903年3月的《教授学杂志》（*Pedagogical Seminary*）。又铎德女士（Catharine Dodd）曾作《学校儿童的理想》一文（*School Children's Ideads*），见1900年2月、12月及1901年6月的《国家评论》（*National Review*）。德国女子没有一个承认过喜欢做男子；她们说这是一个恶念。在比利时根特（Ghent）地方的费莱明（Flemish）族的女子中间，伐朗唐克（Varendonck）发见有26%是拿男子做理想的，见1908年7月的《心理学研究存卷》（*Archives de Psychologie*）。

[2] 见瑞氏《奇术异禀之发育史》一书（*Die Entwicklungsgeschichte des Talentes und Genies*），1908，第一册，第70页。

不常起冲突。这种传统观念又是有极悠久的历史的，原始民族把圣洁和极污浊的东西混为一谈，便是此种观念的滥觞；所以女子对于自身所发生的情绪上的冲突也许是和我们的文化史同其悠久。德国学者黑尔曼（R. Hellmann）是研究这个矛盾观念的一个先进，他曾经做过一本书，加以发挥，中间说话有极过火处，但下面的几句是再对没有的。他说："每一个女子或妇女，传统的见解都教她把她自己的生殖的部分看做一个最名贵最神圣的区域，普通只有丈夫可以近得，或在特殊情形之下，做医生的人也可以近得。但传统的见解也教她把这部分看当一种茅厕似的肮脏东西，有了它，是一件奇耻，提到它，脸上便该忍痛地发红。"[1]一个普通不用脑筋的女子对于这两个天南地北的见解，总是毫无问题的接受下来，时而引用这个见解，时而引用那个见解，时而以为荣，时而以为辱，一任境遇变迁的摆布，表面上很像相安无事；在比较用脑筋的女子，则往往自己造作出一些私人的见地来。但女子中间因为此种矛盾的见解，而在人生观与自然观上引起错误与谬妄的影响的，终究大有人在。至其中少数性情特别锐敏的，往往全部的精神人格要吃不少的亏，甚或至于破灭。

精神病学者息狄士（Boris Sidis）曾经在他的著述里记下一个例子，证明以性为污秽的说教对于一个神经极度锐敏的女子，可以产生极坏的结果。他举了一个在天主教寺院里受过教育的女子。"她在寺院里的时候，她就留下一个深刻的印象，以为女子

[1] 见黑氏所著《论性的自由》（*Ueber Geschlechtsfreiheit*），第14页。

好比一只粪缸，满缸是蛆虫粪秽[1]。这个见解好像是一个持戒极严以圣洁著闻的尼姑教给她的。那时候她年纪还小，后来月经来了，又发见别的女子也有同样的经验，于是粪缸的见地便更深深的印在她的锐敏的心上，再也不能磨灭。”后来年事日长，这见地好像是忘怀了，但所谓忘怀，不过是从自觉的记忆陷入不自觉的潜意识中罢了，所以做了几年公司里的业务以后，身心交疲之余，这见解的恶劣影响终于爆发。她后来结了婚，但从此以后“她对于一切妇女便发生一种极大的厌恶与恐惧的心理。在她看来，女子便是垃圾，便是粪秽，便是淫恶的化身。家里的衣服拿出去洗，决不可以找有女子在那里工作的洗衣作。她又坚持‘路不拾遗’的主张，无论怎样贵重的东西，她以为都是捡不得的，因为保不定它是一个妇女所遗失的”[2]。这是以前所谓女教的必然的结果。所幸的，神经比较健全的女子对于这种教训多少都有一些天然抗拒的能力，决不完全接受；但同时我们总得承认，即使接受一部分，也已经足够在女子的心灵上盘踞起来，迟早会产生一些孽果。

---

[1] 按：中国人对于性之见解，向称健全。但文中所叙之看法，亦非完全无有，文昌帝君等戒淫文字中以女子比“带肉骷髅”“蒙衣漏厕”，即其一例。《红楼梦》中贾瑞所见之幻象亦即从此种见地中化出。又达摩《皮囊歌》曰：“尿屎渠，脓血就，算来有甚风流趣；九窍都为不净坑，六门尽是狼藉铺。落三涂，沉六趣，尽是皮囊教我做。如今识你是冤家，可以教人生厌恶！”——译者

[2] 《精神病理学研究录》（*Studies in Psychopathology*），载同654页注[1]所引杂志，但为1907年4月4日出版之号。

十九　性教育与妇女婚姻的幸福

虚伪的传统观念，影响所及，不但使女子对于自身的关系，和对于同性的关系，见解上与感情上要发生种种谬误；同时，她婚姻中的幸福，与前途的一生，都要受到支配。一个天真烂漫的青年女子，一朝突然地加入“终身不改”的婚姻生活，那危险真是大极了；她既不明白她的丈夫的真相，她又丝毫不明白男女情爱的法则，她也完全不知道自己会发生什么可能的变化，最可怜的是，她对于自己这种种知识的缺乏，始终蒙在鼓里一般的不识不知。好比一个人玩一种球戏，还丝毫没有学会，便须出场竞赛，其不至一败涂地不止，是可以无疑的了。一个女子不能先学养子而后嫁人，所以在她的天性没有因婚姻的经验而唤起以前，社会一定要她牢牢的和一个男子相依为命，这一类盲人骑瞎马、夜半临深池的情形原是多少不能免的。一个青年女子自信她有她的品格；她依据了这种品格，来安排她的前途，她终于结婚了。就在这种自动的情形之下，还有一大部分的女子（小说家蒲石 Bourge 说六个中有五个）在多则一年半载，少则一二星期以内，发见她以前对于自己和对于对方的认识完全错了；她在自己身上发见了另一个自我，而这个自我，对于新婚未久的夫婿，却是一眼也看不中的。这种不幸的可能的遭遇，只有一个有过恋爱的经验的女子，才有相当回避的能力。一班平日讲究恋爱自由与选择自由的女子还是一样的不能避免。

学养子而后嫁，虽属不可能，因此我们不能给女子以充分的自动的保护；但至少有一种保护，是未来做新妇的人可以取得而无碍于最通俗的婚姻观念的。就是，我们以为一个女子在结婚以前，至少应该预先知道她和她的丈夫会在身体上发生什么一种关系，并且应该知道得很正准，庶几临时不致引起什么精神上的打击或事后失望与上当的心理。对于两性关系的真相，我们讳莫如深的心理已经改去不少，但即在今日，所谓知识阶级的女子，在结婚的前夕，恐怕大多数还是莫名其妙，间或有一知半解，也是暗中拾人牙慧，不足为依据的。一个富有才学的女子像亚当夫人（Madame Adam）说她在未婚以前深信因为一个男子向她接过吻，她便非嫁给他不可，原来她以为接吻便是性结合的最极度的表现[1]。亚当夫人犹且如此，其他便可想而知了。有时候一个女子嫁了一个有同性恋爱的变态性心理的女子，却以为所嫁的是一个男子，而始终未能发见自己的错误。不久以前，美国便发生过这样的一个案子：三个女子连上嫁给同一的另一个女子，但三个之中，似乎谁都没有发见她们的“丈夫”究属是雌是雄。卡本德（Edward Carpenter）说：“一个文明生活里的女子，当她被牵到‘神坛’前面的时侯，对于将近举行的礼节和此种礼节所含蓄得很浓厚的牺牲的意义，往往不是完全不了解，便是完全误解。”因为此种知识的缺乏与准备的毫无，婚姻的行为实际上便无异强奸的行为，并且我敢说，婚姻以内的强奸比婚姻以外的还

---

[1] 以接吻为两性极度结合的谬解，似乎在欧洲大陆上比较普遍。法国小说家普利佛（Marel Prevost）所作《女子的书信》（*Lettres de Femmes*），即拿它做题目之一。其在奥国，弗洛伊德也认为不能说不普遍，但仅仅限于女子中间。

要来得多[1]。一个将嫁未嫁的女子，一心期望着以为恋爱是一种怎样甜蜜的经验，但所谓甜蜜，在她却也很模糊，最多不过是普通所谓“浪漫的”亲热罢了；于此种期望之外，又添上她在小说书里看来的那些私订、落难、发迹、团圆一类千篇一律的凭空捏造的故事，以为神仙眷属的生活，便应尔尔。这种小说书里，因为传统的性观念的虚伪，又往往把健美的性的事实，完全搁过不提。瑟南古（Senancour）在他那本《恋爱论》（*De L'Amour*）里描写此种女子的心理说：“她真是一派信赖的天真，一个缺乏经验的人所有的欲望，一个新生命的种种要求，一个正直不私的心肠的期望，也都在那里候着。她有的是恋爱的种种能力，她一定得把她自己的爱发放出去；她有的是种种可以令人陶醉的媒介，她一定得把别人的爱接受过来。一切都表现着爱，也都要求着爱：一双手是生来预备做甜蜜的拥抱用的，一双眼睛竟是一个幽深不可测度的东西。除非，在盈盈脉脉之中，它会对人说，你的爱是可以接受的；一个胸膛，要是没有爱，便不会动，也没有用，要是不受崇拜，也终必归于凋谢。这些都是一个处女的情感，宽大得可以笼罩一切，柔和得可以融化一切，浓艳得可以荡人心魄，是心坎里出来的愿望，是至情的豪放的流露！宇宙的法则既有那么一条细腻的规矩要她遵循，自然她也只有遵循的一法。至于那陶醉的一部分、真个销魂的一部分，她也自然很明白的知道，一切都可以叫她联想到它，白天则感触时至，夜间更梦

[1]　但是，依英国法律而论，强奸一罪在丈夫对于妻子，是不可能的，可以参考之物很多，例如祁瑞的《婚姻法》（Nevill Geary，*The Law of Marriage*）第十五章，第五节。

寐以求，又有哪一个年青、敏慧、富有情爱的女子不准备着来经历的呢？”这一番话固然写得很美，但真正到爱的这幕喜剧在她的面前展开的时候，尤其是当她霍然惊觉在那“陶醉与销魂的部分”里，她应该扮演什么一种角色的时候，形势往往便会突然变更，而喜剧竟不免化为悲剧！她发见自己对于这一部分竟全无准备，于是便不免惊惶失措，在心理引起严重的变化来。在这种形势之下，她的一生的幸福便已不绝若线，那一线便是丈夫的应付能力与体贴心肠和她自己的心神镇定了。希尔虚弗尔德（Hirschfeld）在他的作品里记载着一件事：一个17岁的天真烂漫的女郎出嫁，结婚之夕，便坚拒着与新郎同房。新郎无法，便请求丈母娘把结婚以后应履行的“妇道”向新娘解释一番。解释了以后，新娘对她的母亲说：“要是妇道是这样的，你做母亲的事前为何不告诉我？要是我早知道这一点，我就打算终身不嫁人的。”后来发见这个女郎本来是一个同性恋者，对于异性恋是不可能的，但她的母亲和丈夫都不明白这一层；丈夫本异常爱她，守了她八年，要她回心转意，但是徒然，后来终于分居了[1]。这固

[1] 此例见希氏所编的《性的间性现象的年鉴》（*Jahrbuch für Sexuelle Zwischenstufen*），1903年，第88页。在这里我们不妨补一笔，对性交的恐怖心理未必一定是教育不良的结果，不健全与退化的遗传也未始不是一个原因，有此种遗传的家族，表现此种或类似的变态心理的人往往不止一代，也不止一人。此种变态的心理或行为叫做“功能的性痿”（Functional Impotence）。1906年意国的精神病学研究存卷（Archivio di Psichiatria）第六册，第806页中即载有一例。一个意国的女子，年21，已婚，除性欲外，一切都健全，对丈夫的感情也很好。但后来终于解除婚姻关系，理由是因为她“犯着一种初步的性欲的或情绪的夸大狂”，故虽有健全的性器官，终不免因极端倔强与反抗的变态性格，酿成了精神上的功能痿废。

然是一个极端的例子，不足以代表一般的状况，但在婚姻的佳期里，下面两种情形是一定时常发生的：一是同性恋者的突然发见她们自己的特性；二是发育与性倾向很健全的女子，因为事前毫无准备，以致惊惶失措，使早年幽美的爱的“诗境”未能如春云一般的逐渐展开，终于演成了更加健美的“实境”。婚姻原是进入实境的必经的步骤，但在实境中脚还没有踏稳，而一个筋斗便把诗境跌成一个落花流水的女子，必定大有人在。

二十　性卫生的演讲

在春机发动期以前，性教育的开始似乎应当是母亲的——或有母亲责任的人的——独有的特权；学校中的动植物学当然也可以供给一些关于科学一方面的知识，但那是例外。达到了春机发动期的时候，也许母亲所能或所肯传授的便不够了；儿童的一般知识既加多，他们所需要的性知识自然也得更精确、更显得要有权威才行。在这时候，做母亲的应当把流行的关于性教育的书籍介绍给他们（见上文第九节），让他们对于性生活的生理、卫生、道德等等方面，可以有更清楚的了解。到这时候，我们料想，他们对于胎产的道理、婴儿的由来，以及父亲对于这些，究竟有什么贡献等等，已经有了相当的认识。所以无论介绍什么书籍，这书籍中间对于性交的一点，总得有相当的叙述，短一些不妨，但总要说得清楚，含混是不行的。对于主要的自我恋的种种现象[1]，也该论到，字里行间虽不能不存劝戒之意，却不宜故作惊人之笔；所谓自我恋的现象既不止一端，所以也就不该专就手淫或非法出精立论。把这样选择精当的书介绍给他们以后，便让他们自己去浏览去，决不会出什么岔子。这样一两本书，不但可以代替母亲所已教给他们的，并且也无异上了几点钟性教育的课，或和医士谈了一点钟的话。儿童在这时候也许正在学校里听受这种课程，将来比较长大以后，也许会有向医生咨询的机会，有了这本书的准备，也就不难互相参证了。有人以为这办法是不妥当的，因为儿童不免利用书中的资料，胡思乱想起来，因而得取一种不正当的心神上的愉快。这固然是很可能的。男女儿童，要是从小丝毫没有得到过性的教诲，所闻所见，无非是一些虚伪的掩饰的暗示，那么，一朝有机可乘，可以满是它们很自然的而久经抑制的好奇心理，它们的想入非非，不能自制，当然是不免的。但是对于教养得很自然，发育得很健全的女童，这种危险决不会发生。至于春机发动期已过之后，青年已渐入成年的境界的时候，则目下已很通行——尤其是在德国——的演讲与个人谈话的方法就很可以适用了。演讲与主持谈话的人应该是一个特地挑选出来的教员、医生或其他有资格有特殊准备的人。

霍尔一面既主张传授性教育时，男童应该由父亲教，女童应该由母亲教，一面接着又说："也许在将来，这种性的启蒙，又会变做一种艺术，像原始民族里所履行的迹近冠笄的仪式一般，

[1] 同594页注[1]。

到那时候便有专门家指导我们，教我们在各式各样的特殊情形之下，就各种年龄不同品质不同的青年，可以放手做去，尽我们诱掖之责；同时也教我们认识，在这种责任前面，我们不但不应该觉得一筹莫展，左右为难，甚至于自甘暴弃，并且要明白了解在这时候教导青年，用这题目教导青年，是教育学与教授术的至高无上的一个开宗明义的机会。教育之所以能感人化人，也在这些地方最可以看出来。同时也要知道对于宗教的教师这也是一个最大的机缘，因为性的发育与宗教性的发展有联带的关系”。[1]这位著名的教育家又说：“我在威廉姆斯（Williams College）、哈佛约翰霍布金斯（Johns Hopkin University），和克拉克（Clark University）各大学里，先后曾在我所主持的一系里向学生们讲解这个题目，所讲以简洁明了为主，越是在团体前面讲，越要求其赅括显明，有必要时，也偶作私人谈话，则可以比较详细。我生平对于学生们的贡献，比较有益的，自问这要算是第一件事。这我始终以为是我应尽的责任，固然我也承认是一种痛苦的责任，并不容易尽；一则要会随机应变，再则要有相当刚不吐柔不茹的常识，至于专门的知识，倒在其次。”[2]

普通的男女教师，对于性卫生知识的传授，在能力上是很欠缺的；这是谁都知道的一点，可以无须多赘。唯其如此，所以教师的训练是目前当务之急，即使教师们不能一一受此种训练，至少一部分是万不可少的。在德国，这种训练工作已经有了一个开

[1]　《成年》（*Adolescence*），上册，第469页。

[2]　同上，第465页。

端，就是集合了许多教师，向他们举行多次的演讲会，总题自然是性的卫生了。在普鲁士一邦内，最先尝试这办法的地方是布雷斯劳（Breslau），该地的教育当局请一位医师叫做旭村（Dr. Martin Chotzen）的，向当地一百五十个教师举行了这样的一个演讲会，听众都表现十分十二分的兴趣。演讲的内容包括下列的几方面：性器官的形态与解剖、性本能的发展、性能的重要变态、各种花柳病和培植节制力的重要[1]。医师路透氏（Dr. Fritz Reuther）也曾经把他向一个教师讲习会演讲的大要发表出来，他所讲的内容和旭村的没有多大分别。

至于对于学生的直接的演讲，尤其是对于行将毕业的学生，至少在英国的教育当局还没有什么准备。但在普鲁士却不然，彼邦的教育部对于此种办法，早就表现很活跃的兴趣，并且已经开始推广演讲的集会，让学生自由参加，并不加以强迫。这在不多几年以前还是行不通的。记得1900年间，有一个德育促进的团体，向柏林市政当局提议举办一个演讲会，利用各学校的一部分的课堂，分期向市中高级的学生讲性卫生的道理，起初市政局答应了，但后来终于把许可证收回了，理由是“这种演讲对于青年听讲的人的道德观念是极端危险的”。法国的市政当局，在同类的情形之下，也表示过同样的态度。但无论如何，德国的舆论近年来已日趋开明。英国方面的进步，虽不多或几乎没有，但美国则和德国一样，也已经开始这一类的工作。例如芝加哥的社会卫生促进会（Chicago Society for

[1] 同598页注[1]所引刊物，第一册，第七篇。

Social Hygiene），便是提倡此种工作最力的一个团体。我们到此，不能不向那些反对性教育的人特别说一句话：要知在大城市里反对性教育的宣传，便无异等于和当地的种种淫恶与不道德的势力携手，而朋比为奸，说得厉害一些，其罪应与那些陷入于淫行的人同科。

在德国，上面所讲的一类的演讲有时也专为女子而设，无论贫富，凡属将近毕业的青年女子都有机会在这方面受些教益；有人以为贫家的女子生活比较自然，可以无须乎这种设备，其实不然，她们的需要并不比富家女子为小，在有的地方并且需要得更见急迫。例如有一位海登汉医师（Dr. A. Heidenhain）便编印过一种演讲稿，稿末又附有解剖的图案[1]，他把稿子的内容向将近毕业的女学生演讲，演讲以后又把原稿每人一份的送给她们。法人萨尔伐（Salvat）在他的里昂大学的博士论文[2]里主张此种演讲中应包括娠孕期里的卫生与婴孩的将护两部分的知识。但据我的意见，此种知识，在这时期里，还嫌略早，不妨留待将来。

二十一　医师的责任

但是男女青年在这时期里的需要，尚有大于一两次演讲所能供给者。凡属做父母的或居师保的地位的人，在这时候应该替一个青年和相熟可靠的医师安排一次约会，让他或她，在没

[1] 演讲录名《民众学校卒业女生之性的教育》（*Sexuelle Belehrung der aus den Volksschule Entlassenen Mädchen*），1907年出版。

[2] 《法国人口的减退》（*La Dépopulation de la France*），1903年出版。

有第三者干涉和过问之下，有机会在性卫生方面作一度友谊的推诚相与的长谈。这种约会至少应该有一两次。所约的医师自以普通全家所最信托的——即西方所称的家族医师——为最相宜，因为唯有他才充分了解这家人家的历史和青年本人的性格[1]。对于青年女子，若能得一女医师做长谈的人，自然更好。性原是一个神妙的事物，也应该是神妙的；对于一个很天真的青年，也是自然而然的神妙的；唯其神妙，所以严格讲来，实在是不宜于做演讲的题目的，演讲所能传达的，最多不过是一些抽象的与专门的一点知识罢了。但在私人的谈话里却不然。在这种谈话的机会里，专家和未经世变的青年拼在一起，便有许多在大众面前不必说而又必须说的东西，可以尽量地说出来；同时，青年人因为怕羞和谨慎自守的心理，就是在父母面前也不大敢吐露的问题，到此也可以很自然的、也很自由的向专家提出讨教。大多数的青年有他们特殊的要问明白的事实、特殊的要解答的困难；往往辗转寻思，一无办法的难题，专家可以片言而决。但若得不到这种机会，或没有能力和自信力去创造这种机会，这种知识的缺乏和难以解决的问题往往会拖长到壮年期以内，那就很不幸了。

同时我们要认识清楚这一类的私人谈话应该完全是医学的、

---

[1] 此举的合理是显而易见的，初无待乎特别的申说。纳客（Naecke）说：“学校男女儿童在这方面的训诲，最宜乎请老成的医师来担任。”克劳士顿（Clouston）在《心理的卫生》（*The Hygiene of Mind*），第249页上也说：“我竭力主张请家庭的医师，来担任这种责任，有了父母和学校教师左右加以辅翼，他确乎是一个最好的劝导和告戒的人。”冒尔也有同样的意见。

卫生的与心理的，而并不是道德的；是朋友对朋友的质疑问难，而不是道学先生对学生的谆谆告诫。要不然，就是一个极大的错误。青年人对于通常的一些道德的戒条，大都抱一种反抗的态度，并且疑心它们实在是空无一物的；这种态度也未始没有相当的理由。所以我们始终应该拿启迪与发蒙当做目的。知识这样东西是决不会不道德或违反道德的；把知识和道德文章“《金刚经》”一般的混在一起，事实上也毫无好处。

二十二　精神生活的发蒙与伦理导师的责任

我们一面很看重医师的责任，以为只要他能够就启迪与发蒙的目标做去，便可以收很好的果子，我们同时却也决不否认道德、宗教及其他精神生活的要素在这方面的贡献。我们不但不否认，并且承认它们对于性的卫生可以有极大的价值。此种精神生活的启发，大体上虽不是医师的分内事，但谁也承认它是和性的生活有密切的关系的，所以每一个青年男子和青年女子，在春机发动期开始的时候（但不在开始之前）应当有一种权利，可以因年长的人的启发，而开始经验到宇宙中此种生活的神妙不测。注意，我说的是权利，是在成年期内的人心灵上应有的作用，而不是外界强制加上去的一种义务、一种责任。但讲到这些，我们就踏入了宗教家与道德家的范围了。一个宗教或道德的导师应当认清楚青年的春机发动期是他因才设教的无上的时期，是万不宜错过的。当性的作用像花一般的在身体方面含苞渐放的时候，在心灵方面也有一种搭档的东西，在那里像花一般的开着。自古以来的教会一向看出这时期的宗教的意义，所以就把它规定做举行坚信礼（Confirmation）或其他同性质的仪式的时期。自人文日渐累积，此种仪式固然已经一天比一天的呆板，已经从有意义的活动变做无意义的僵尸，但实际上它们还是有价值的，我们要把它们的活力挽回转来，也并不是不可能。同时我们也不要把这种仪式的精神与意义和超自然主义的与凭借启示的宗教混为一谈，以为唯有此种宗教才能有这种精义。要知洗礼与坚信礼一类的仪节虽属于神道的宗教，而大觉大悟的心灵转变却是一种普遍的事实，在神道的宗教以外，同样的可以找到。所以一切在道德或伦理方面做导师的人，在这时期里都应该特别注意与努力。他们应该了解春机发动期是种种高大的理想与志愿自然而然会在男女青年的心灵上发生的时期，而他们的任务就在贡献一些精神上的感奋与扶持，使此种理想与志愿不至于苗而不秀、秀而不实[1]。

我在上文讲的种种全都是适用于春机发动期已经开始以后。至若在春机发动以前，比较精神方面的恋爱的情绪虽往往已经逐渐发展，甚至于生理方面的恋爱的情绪有时也模糊隐约的可以经验到，但确切不移并且限于一两器官的性的感觉总究是稀有的。对于发育健全的男童或女童，恋爱大都是一种比较笼统散漫而还没有专门化的感觉或情绪；瞿瑶（Guyau）说得好，它是“一种状态，在此种状态中肉体所占的地位是极小的”。诗人勃雷克（Blake）所描写的日出的情景，也可以引来做一个很妙的譬

---

[1] 我以前在《宗教与儿童》（*Religion and the Child*）一文中，曾于此点加以发挥，见《十九世纪与以后》（*Nineteenth Century and After*），1907年卷。

喻。在性的太阳在东方初出的时候，一个男青年或女青年所见从天际冉冉上升的并不是一个浑圆的黄色的球，也并不是其他什么物质的现象，而是一群歌唱着的天使。但在体内的性的冲动与欲望初次很明白的感觉到以后，一种新的扰乱心神的影响就应运而生了；此种冲动之来也许在春机发动的时候，也许在后来的成年期以内，但其为足以扰乱心神则一。要对付这种新的影响，只是一点理智上的启发排解，也许就无能为力，就是母氏的爱护备至的一点叮咛告诫也未必有多大效果。这两种力量，我们在上文都已经充分讨论过，到此既已都不适用，我们便不能不考求第三种的力量了。这第三种可以帮忙的力量，也就是我们刚才正在讨论的精神生活的激发。我们总得明了，春机发动中所指的春机，不但指一种新的生理上的力，也指着一种新的精神上的力。这精神上的力便是我们目前的救星了。唯有这新的精神上的力才能制裁那新的生理上的力。在春机发动期内，理想的世界便自然会在男女青年的面前像春云般的开展出来。审美的神妙的能力、羞恶的本性、克己自制力的天然流露、爱人与不自私的观念、责任的意义、对于诗和艺术的初步的爱好——这些在这时候便都会在一个发育健全、天真未失的男女青年的心灵上，自然呈现出来。我用“天真未失”四个字，并没有什么特别的意义，不过是指在这个时期以前，父母或其他长辈没有把这许多东西强制的堆砌在青年的心灵上。要是以前有过勉强堆砌的痕迹，那么，到他真正可以了解这些东西的时候，他也许反而不会作自然的与正当的反应。不幸世俗的父母师保大都不明此理，往往在这些地方采用强制的手段，尤其是在宗教观念方面，也无怪春机发动期内真正发育健全的人的不多了。但在比较自然的社会状态之下，春机发动期也就是最宜于精神生活启蒙与诱掖的时候。宗教或伦理的导师在这时候便不妨把引导青年的责任负担起来，他的最大的目的是在扶植他们的精神上的发育，他也尽可以谈论到生理与性的一方面，但是谈论的方法应随机应变，而不宜草率，谈论的用意也并不在增加他们的知识，而在帮助他们使自己可以运用上文所提的新兴的精神的力量，来制裁新兴的生理的与性的力量，以免走入歧途，或沉湎于逸乐而不知自返。所以我们在上文说，新兴的精神的力是这时期里一大救星。我们在这里所说的宗教或伦理导师，不用说，自然也并不限于任何一种特殊的宗教或伦理系统。

二十三　野蛮民族中诱掖的仪式

这种精神的诱掖工作，我们应当在这里声明，并不限于把青年引进宗教情操的范围。宗教的情操固然重要，但尤其重要的是成人之道的全部。所以真正的诱掖工作是把青年引进这条成人的大路。所谓成人之道自然指许多男性与女性的刚柔相济的美德，但性心理学对于男性的美德，应该格外注意。凡是品质优异发育健全的原始民族，对于这一层，是很能够了解的。男女青年一到春机发动之期，它们大都举行一种仪式（Initiation），就不妨叫做诱掖的仪式[1]；这种诱掖的工作所包

[1] 此种仪式之译名，颇不易定，如言“冠”“笄”，则嫌过于刻板，不适一般之用。如言“启蒙”，年龄上亦殊不称。今用“诱掖”，一则取其亦为一种成语，再则“前导曰诱，旁扶曰掖”，于意义亦尚近情。——译者

括的，不但有普通所称的教育，同时也有品格的锻炼、操行的察勘、与勇力与毅力的试验，一切都是极严格的。

此种诱掖的仪式，在全世界的野蛮民族里是很普通的；仪式所包含的大半为身心的训练，已如上述。男女所经历的决不完全一样。所占的时间有多至数星期或数月的。此种仪式十之八九都包含一些习劳、耐苦，以至于忍痛的成分；这种训练是极有益处的，它是成人之道的一个基本条件。可惜文明进步以后，大家习于安逸，我们很早就把它忘掉了。近代的教育顺了此种文化的风气，也是爱逸恶劳，不求振作，青年刚毅果敢的气概，几乎完全无从发展；尼采（Nietzsche）的哲学与人生观倒是一服对症的良药，多少有点以前诱掖的仪式的价值。

我们在下文略举几个诱掖仪式的例子。

人类学家英人海登（A. C. Haddon）对于托里斯海峡群岛（Torres Straits）的土人的男童诱掖仪式，有过很详细的记载[1]。在那里，此种仪式例必延长一月，体力与能耐的锻炼既极严厉，道德的训诲也很周详。海氏加以评论说，这种磨练确是很好；又说："再要想一个比它再有效的速成训练法，怕是不容易的。"

至于澳大利亚洲维多利亚地方土人的诱掖仪式，则有麦休士（R. H. Mathews）的记载[2]。全部仪式要跨七个月，也是极有效

---

[1]　《陶瑞斯海峡群岛人类学探访报告录》（*Reports Anthropological Expedition to Torres Straits*）第五册，第七与十二两章。

[2]　《几个诱掖的仪式》（*Some Initiation Ceremonies*），载《民族学期刊》（*Zeitschrift für Ethnologie*），1905年，第六册。

力的。部落中的长辈把男童领到一个特别的所在，用种种方法教他们习练痛苦和难堪的境遇，甚至于要他们饮便溺、食粪秽；又教他们和素不相识的外族发生接触，教他们学习部落的法律和种种传说；最后，便举行一种集会，使他们和部落中的女子订婚。

澳洲中部偏北的一些部落也有极严厉的诱掖仪式；男童须行割礼，即将阴茎前部的包皮割去，同时又须将尿道的下部划开；此外又须做些很苦的手工和其他艰难的事。女童则须把阴道割开。详见斯朋色尔（Spencer）与格林（Gillen）所合作的报告[1]。英属东非洲的各民族，包括马赛埃族（Masai）在内，也举行盛大的诱掖仪式，也要延长到几个月。男童所行的也包括割礼，女童则所割去的是阴核，在一部分部落以内，兼割小阴唇。女童要是在奏刀的时候，有退缩或哭泣的情形，便要被同族的妇人所驱逐出境，终身不齿。仪式完全以后，男女便算已经成人，可以论嫁娶[2]。

有一位在非洲的传教师，讲起巴温达族（Bawenda）的诱掖仪式，说是有三个段落：第一个段落是教育的，男女青年所受教的是民族的传说、信仰、武术、自制力与能耐；从此他们就成年了。第二个段落是舞蹈的，日间男女两性分别舞蹈。第三个段落是性的，性的诱掖便于此段落内完成；到此男女便于夜间共同舞

---

[1] 《中澳洲的北方部落》（*Northern Tribes of Central Australia*），第十一章。

[2] 见比德奈尔所作《英属东非土人之男女割礼》（C. Marsh Beadnell, *Circumcision and Clitoridectomy as Practiced by the Natives of British East Africa*）一文，载1905年4月29日出版之《不列颠医学杂志》。

蹈，当时的景象，据那位牧师说，是“不堪叙述的”；从这时候起，这些男女便和其他成年的族人没有分别，在权利和义务上，都是一般无二[1]。

至中非洲阿精巴兰地方（Azimba Land）的女子诱掖仪式，则安格士（H. Crawford Angus）叙述得最详尽、最有趣[2]。一个女童的月经初次来到的时候，她的母亲便把她引到一所特地为她搭造的草屋里住下，在这个屋子里，只有女子可以来看她。经期过了以后，她又被领到一个僻静的所在，其他的妇女便在她四围舞蹈；男子是不许看的。安格士用尽了心机，才得到一个到场目击的机会。舞蹈已毕，便有人同她讲经期以内的卫生。“接着大家又唱些男女相悦的歌词；又有人讲些她将来做妻子时应尽的种种责任……如忠于丈夫和生育儿女之类。大家把这仪式的全部看做一件很家常的事，并没有什么可耻，也没有遮掩的必要；因为有了这种公开与率直的精神，因为婚姻一类的题目并没有什么讲不得的奥妙，所以这一族中的女子全都是很忠贞的。已婚的女子受孕以后，族中的妇女又要举行一次围了她舞蹈的仪式，但这一次大家都是裸体的，同时有人教她在分娩的时候应该怎样应付。”

[1]　见教士葛奇龄所作《巴温达人》（E. Gottschling, *The Bawenda*），载1905年7月至12月之《人类学会杂志》（*Journal Anthropological Institution*），第372页。又另一教士未思曼亦尝于其所著之《巴温达人》一书中叙述及此（Wessmann, *The Bawenda*, 第60页以下）。

[2]　《“庆新华礼”，即女子之诱掖仪式》（“*Chensamwali*”, *or Initiation Ceremany of Girls*），载在685页注[1]所引之刊物，1898年，第六篇。

美国加利福尼亚州的尤马族（Yuman）的印第安人也举行诱掖的仪式。鲁厄斯特（Horatio Rust）说他们把受诱掖礼的女子用绒毯裹住，安放在一个烘暖的坑里，让她们躺着，随时可以伸出头来满面春风的张望。这样她们要躺四天四夜（吃东西的时候偶然可以起来），同时族中年老的妇女便在坑的四围不住的舞蹈。她们又再三的把银钱向坑里抛去，为的是要她们嫁后待人慷慨；又把布料和大麦抛下，目的在教她们矜老怜贫；同时又把野草的籽在坑面与四围散播，目的是要她们多生子息。最后，将观礼的客人送走以后，便把受礼的女子扶起，头上各加花冠，把她们引到某处山脚下的一块神圣的大石旁边；这块大石是女性生殖器官的象征，在形态上也确有几分相像，并且据说又有保护女子的神力，所以非来此瞻拜不可。瞻拜既毕，又有人把五谷之类向大众一撒，便算礼成[1]。

我们最后再提一提美洲西北隅的特林基特（Thlinkeet）族的爱斯基摩人（Eskimos）。这族的女子是向以品质优秀著称的。在春机发动期内，她们也照例要受隔离，有时至一年之久，始终在黑暗、困苦和肮脏的中间讨着生活。这样的诱掖仪式不能不说是不高明的了，但是彭克洛夫脱（Bancroft）有一次讲起这一族中女子的美德的时候，便征引一位朗斯道夫（Langsdorf）的话说："她们的操行的基础也许恰好在这幽闭的时期里奠定的；沉静的生活、自省的机会、坚定了她们操守的力量，一旦出

[1] 《教会印第安（印第安派别之名）之诱掖仪式》，载《美国人类学》杂志家（*American Anthropologist*），1906年1月至3月，第28页。

幽谷而入乔木，她们的身心便像洗刷过了的一般。”[1]

在我们中间，这些古老的与极有价值的诱掖的仪式已经遗失，同时把它们的道德的好处也给掉了；最多也不过把仪式的躯壳保留了下来，那精髓早就不知去向。在未来，我们相信，这种仪式是可以花样翻新的恢复的。但就目前的情形而论，男女青年的由发蒙而进入成年之道，几乎完全是一种碰巧的事，就是碰得得法，也往往偏于理智一方面，并不是很健康的，至少也是极不完全的。

二十四　文学的性的影响

理智方面的诱掖，也就是大脑方面的诱掖，普通总是假手于文学的读物的。所以文学读物在性教育一方面的影响之深且大，要远在那些专论性卫生的书籍之上；性卫生的书，无论写得怎样好，总只能就狭窄的性的范围说话，而顾不到性和其他生活方面的错综联络的地方。但是文学的读物里，大部分总是插着一些恋爱或自我恋[2]的意识和描写；而那些富于想象力的文学作品，又几乎全部以性做出发点，而以一种无美不臻的理想的极乐世界做归宿。但丁的《神曲》便是这样的一个例，它所叙述的是一个诗人自身生命的演进，富有代表性，可以垂诸不朽。此种在演进中的青年，在它和恋爱的实境发生接触以前，总先和想象的恋爱的

[1]　《太平洋之土著种族》（*Native Races of the Pacific*）第一册，第110页。

[2]　同594页注[1]。

诗境发生一些关系，所以贝格（Leo Berg）说得好："凡是已经开化的民族，它的恋爱的途径是先得穿过想象的境界的。"所以，对于在成年期内的人，一切文学的读物便成为性教育的一部分[1]。文学的读物多至可以汗牛充栋，其中很大方、很能感化人的也复不少，要教青年男女得到阅读的益处，一部分自然得靠负教育风化之责的人的眼光与选择；我说一部分，因为要是全部得仰仗他们的话，其间也有危险。

一切伟大的文学作品，对于性的中心事实，总是很坦白、很平心静气的说出来。在这个伪善的、假斯文的时代里，这是应该牢牢记住而引以自慰的一点。对于这种健全的时代所遗留下来的作品，在不健全的时代里的人虽想随心所欲的把它施宫刑一般的改窜割裂，或把它禁锢起来，使青年人无从问津，在事实上也很难做到。这又是可以教我们踌躇满志的一点。例如《圣经》一书，或莎士比亚的作品，虽含有多量的性的成分，却历来始终受宗教与文学的传统思想所拥护。有一位时常和我通信的文学界的读者，有一次在信里说："童年的时代，从《旧约全书》里获得性的观念的男女，真是多极了，所以我们要是把《旧约》当做一本性爱的教科书，也没有什么不可以。

---

[1] 诗与美术对于性欲的密切关系，即在对于生活中自恋活动的憧憬尚未臻若何广大的境界的人，也大率有片段的认识。麦奇尼古夫在他的《乐观文集》（Metchnikoff，*Essais Optimistes*第352页）里也说，"诗是必然的和性的作用有联带关系"；他同时又引摩皮葛斯（Möbius）的说法，而加以赞许，以为"艺术的旨趣也许必得看做第二性征的一部分"。（按：此说摩氏以前，已经有许多人说起过，例如弗瑞罗Ferrero）

和我接谈过的许多男女朋友，大都说《旧约》中摩西的各书，俄南与他玛的故事，罗得和他的女儿的故事，波提乏的妻子和约瑟的故事[1]等等，都可以引起他们的好奇心和种种遐想，因而悟到性交的关系。我又有两个男女朋友，现在都三十以外的人了，但在15岁的时候，每逢星期日到主日学校查经，他们就一心一意检查《圣经》中讲性爱的段落，检到以后，便在同班中彼此传观，同时还把指头按在那段落上，好教别人易于阅读。”在同样的好奇心之下，许多青年女子往往向人借阅莎士比亚的乐府，但是她们所注意的并不在乐府本身，而在《爱神与亚都尼司》（*Venus and Adonis*）中热烈的爱情的诗境；女朋友们既和她们提起这一点，她们便想一觇究竟。

但我们不妨说，要把《圣经》做一种性教育的入门的作品，却也不是各方面都相宜的。但虽不完全相宜，却也有利无害。即如所论马利亚因神感而生耶稣，又如所论多妻、纳妾和其他性的习惯，都能以自然的笔墨，不加丝毫矫饰，在习于有名无实的一夫一妻等制度的西洋青年看去，也大有扩大眼界的功效，让他们知道西洋世俗所流行的性的习惯未必是亘万古而不变、达四海而皆准的东西。至于笔墨的坦白与率直，也是和世俗粉饰隐讳的态度，迥乎不同，自然也可以一新青年的耳目。

世人往往把坦白率直的笔墨或所谓赤裸裸的笔墨，和不道德与淫秽的笔墨混为一谈，不但不学无术的人如此，就是在

[1]　俄南奸其妹他玛，见《撒母耳记下》第十三章。罗得之二女与其父淫，见《创世记》第十九章。波提乏之妻诱奸约瑟未成，见《创世记》第三十九章。——译者

知识阶级里也在所不免。这是我们要再三抗议的一点。记得十九世纪英国上议院对于拜伦的雕像应否占威斯敏斯特大寺（Westminster Abbey）的一角，有过一次讨论，当时有一位博罗恩勋爵（Lord Brougham）替拜伦辩护，因而牵涉到莎士比亚，他以为“莎士比亚并不比拜伦更尊重道德。莎氏实在比拜伦要不道德。这位勋爵说他可以在莎氏的作品里，单单举出一节来，其中淫秽的资料，要远出拜伦全部作品所能供给之上”。所以这位勋爵的结论是，一样是一个作家，拜伦的道德与莎翁的不道德，其间不可以道里计。把此种议论推到一个逻辑的终点，世间的笔墨，岂不是将无往而不淫秽？但说也奇怪，当时便没有人把他这种鄙陋的思想上的混乱指点出来。

伟大的文学作品，因为率直坦白之至，对于青年的心理，有时候也有不很相宜的地方。青年乍见这一类的作品，不免好奇过甚，因而发生不健全的反应。但要知此种过度的好奇心并不是凭空而来，乃是因为历来关心他的教育的人，对于这题目太守秘密的缘故。你一壁越是遮掩，他一壁越是好奇，这是必然的趋势。同时我们也该知道，大作家关于天然事实的叙述，从不作丝毫佻仗的表示，并且要是一个青年发育健全的话，也决不会唤起性的冲动。有一位女作家（Emilia Pardo Bazan）说她小的时候喜欢看《旧约》中有历史的意味的各书，遇到涉及性的段落的时候，她也不过照常看下去，她脑海里想象方面的活动并不因此而起丝毫的微波暗浪。我以为这一类的健全的经验，是大多数的儿童所都可以有的。所以我以为古书中这一类的段落尽可任其自然，不应妄加割裂。虽没有多大积极的好处，至少对于坊间流行的那些低级趣味的性的读物，可以有点抵消的影响。

这种见地原不是我们的创见。1907年，德国性病预防会（Gesellschaft zur Bekmpfung der Geschlechtskrankheiten）举行第三次大会的时候，一班提倡性教育的都是这样主张。例如小学校校长恩德霖（Enderlin），便竭力反对把儿童用的诗词与民间故事任意改窜，使他们对于纯洁的性的表现与高尚的情爱的流露，得不到一个最温良蕴藉的引进；而同时我们对于坊间的低级趣味的刊物与报纸，却一任它风行无阻，随时随地可以把儿童的天真的心地摧残毁灭。要知“若是儿童的年纪还小，对于涉及性爱的诗词还不能作相当的反应，即还不能了解，那么，这种诗词根本就不会有什么坏处；一旦他们的年岁到了可以了解的程度，那么，所有的影响应该是只有好的而无坏的，因为它们从此可以领略什么是人类的情绪所由发展的最高尚最纯洁的路径”[1]。谢芬那格教授（Schäfenacker）也发表过同样的意见，说：“那些眼光浅近、心地狭窄的教师往往喜欢把书中涉及性的部分，任意删节，以为否则便于青年有害——这种风气是绝对应该铲除的。”[2]我们也以为每一个发育健全的男童或女童，一到春机发动的年龄，便不妨让它在任何像样一些的图书馆里自由浏览，无论馆中藏书的内容这样复杂，总是有益而无害的。它们在选择读物的时候不但用不着大人的指导，并且反而比大人要显得

[1] 同620页注[1]所引书，第60页。

[2] 同上，第98页。

更有眼光。在这个年龄以内，它们的情绪好比植物初苗的芽，异常娇嫩，所以遇到过于写实的东西、丑的东西、有病态的东西，它们自然会搁置一边。成年以后，阅历较多，心理的生活比较老练，那时再遇见这一类的刺激，它们也就同样的很自然的接受，而不再回避了。

爱伦·凯在她那本《儿童的世纪》（*The Century of the Child*）的第六章里提出了好几个理由，反对替儿童选择所谓“相当”的读物；她认为这是近代新式教育事业里一种很蠢的举动。儿童应当有领略一切伟大的文学作品的自由，至于那些它的程度还够不上的读物，它自然会放下不读。凡是可以教成年人看了动情的景物，在它并不理会，它的冷静的心地并不因此而发生不安之像。就是后来年纪较大，那足以混淆黑白、因而污损它的想象、破坏它的鉴别力的东西，倒也并不是伟大文学作品的赤裸的笔墨，而是近代小说的那种矫揉造作的文字。矫揉造作了，便不坦白，不坦白便无异隐讳，而隐讳的结果，总是使青年的心地越来越入歧途，越来越鄙陋粗率，终于会到达一个程度，连《圣经》也会变做打动情欲的刺激物。古今大作家的笔墨，原是儿童的一种粮食，一有缺乏，它的想象力便无从发展，即使其中有涉及性爱的部分，可以打动它的情感，那部分也是很短促的，决不会引起什么有力的冲动。爱伦·凯又说，一个人年纪越大，和伟大的文学作品接触的机会便越少，所以在儿童的时代里，尤其是应当让它们有浏览的自由。许多年以前，露斯金（Ruskin）在他那本《芝麻和百合》（*Sesame and Lilies*）里，很有力的主张我们应该让青年子女在图书馆里自由涉猎。

二十五　艺术的性的影响

上文所说关于文学的种种，也都适用于艺术。艺术和文学一样，也可以间接做性教育与性卫生工作的一个有价值的助手。用这种的眼光来看，我们便不妨把近代的艺术搁起不提，因为它并没有多大帮助，但是古希腊的裸体的雕塑，以及文艺复兴时代意大利名家的裸体画像，在这方面便可以有很大的贡献。所以我们要让儿童们很早就有观摩这些塑像和画像的机会，并且越早越好。恩德霖比喻得好，观摩得越早，儿童便越可以养成一种抵抗力，庶几将来可以不受低级趣味的裸体作品的诱惑。此种早年的观摩还有一种好处，就是使儿童对于自然的纯洁，早早就养成一个正确的观念。许雷（Höller）有一次说，“凡是对于艺术中的裸体现象已经有过一种素养而能够冷静的欣赏的人，他对于自然界里的裸体现象，一定也能同样的欣赏。”

根据上文的理论，我们以为希腊罗马的塑像的石膏模型，以及意大利名画家裸体造像的印本，都很可以用作教室的点缀品。这种点缀的用意倒不在狭义的教育，而在使儿童们可以耳濡目染，于不知不觉之间对于人体养成一个正确与自然的观念。意大利的小学教师，听说时常把全班的学生领到画院里去参观，结果很好；又听说这种参观是国家规定的教育的一部分。

艺术上的裸体的美，是谁都应该能领略的。可惜这种领略的能力太不普遍。许多国家，和许多阶级的人士，对于这种能力太没有训练。唯其太没有训练，所以在英美的社会里，为了美术院里陈列了个把石像，或商店的橱窗里放了张把名画的印本（例如极平常的雷登的《女灵澡身图》Leighton's, *Bath of Psyche*），又或街道两旁新添了几个代表各种美德的雕塑的像，便有人结队游行，向官厅请愿，不达撤去的目的不止。市上的民众，在这方面既同样的没有训练，所以一经人家鼓吹，也便随声附和；结果，那些伪善的、以风化为怀的人也竟会如愿以偿。这种举动，对于社会的真正的道德生活，实在是不利的。就是用宗教的眼光来看，这种过分的所谓整顿风化的干涉行为也是说不过去的。诺司戈德（H. Northcote）曾经从基督教的立场，对于艺术上的裸体现象，有过一度很有见地也很和平中正的讨论。他以为艺术中的裸体现象自有它的价值，不应不分皂白的排斥；他又指示给大家看，裸体和性爱并没有不可分离的关系，即使有时候有关系，而引起反应，那种反应，正是艺术最良好最纯洁的表现所能激发的人情，是极正当的，无所用其隐讳。我们要反对性爱的艺术作品的话，《圣经》上的许多故事，便无法充分的传达出来[1]。

除了艺术上的裸体现象以外，到了春机发动期的青年男女也应当有观摩健美的人体照相的机会——二者应该相辅而行。以前行此种照相或包含此种照相而可以使少年人观览的书，是不容易觅到的。现在此种困难已不复存在。海牙的施特拉兹博士（Dr. C. H. Stratz）是在这方面的一位先进，他精造了许多健美贞洁

---

[1] 《基督教与性问题》（见前），第十四章。

的裸体照相，编成了好几种书[1]。略后，美京华盛顿的舒费尔脱医师（Dr. Shufeldt）也编印一本书，叫做《人体形态观摩录》（*Studies of the Human Form*），把他多年关于裸体现象的研究的结果，归纳在一起，那种客观的精神和施氏的一般无二[2]。对于这种人体的照相的研究，我们在此有一点小小的纠正。以前的名塑名画，或因时代的风尚，或因世俗的伪善，往往未必把人体的庐山真面和盘托出；近代的裸体照相也竟有因袭此种故智的。这实在是大可不必的。因伪善而有所保留，本属不可；而所谓时代的风尚，则事隔已一两千年，更无盲从的必要。例如以前裸体画像不绘阴毛，这也许是伪善的结果，但东方社会里，即在今日，也有拔除阴毛的习惯，古代的艺术区域逼近东方，难免不受相当影响，而逐渐成为一种艺术的习惯，这原是无可厚非的。但事至今日，再要维持这种习惯，那就太不自然，太不合理了。然而说也奇怪，即在今日也还有人替此种习惯辩护的。海厉生氏（F. Harrison）在一篇杂志[3]文章里说："我们有一桩极古老、极必须、极普遍的习惯，要是我们故意要把它破坏的话，我们可以叫极不正经的人青筋暴涨，叫女子立刻退避三舍。"[4]要是男

---

[1] 其中尤著者为《儿童之身体》《女体美》《女性的种族美》三种（*Der Körper des Kindes*, *Die Schönheit des Weiblihen Korpers*与*Die Rassenschoenheit des Weibes*），概为司徒卡特城之恩克公司（Enke，Stuttgart）出版。

[2] 舒氏此书成后，即献给施氏，以示景仰先进之意。

[3] 见1907年8月份的《十九世纪与以后》（*Nineteenth Century and After*）。

[4] 此所云习惯，显系指造像者于男子阴部必做一桐叶，以为隐蔽。尝见巴黎某幽默杂志载画一幅，中示一新成之石像，方将揭幕之顷，雕塑师某忽自远处狂奔而来，手持一大桐叶，向坛上大呼曰："且慢揭幕，余忘却最重要之一事矣！"——译者

女儿童，从小对于裸体的照相便已司空见惯的话，这一类可以令人作三日呕的臭文章也就没有人写了。

在我们西方人中间，儿童对于裸体现象的单纯的态度，很早就受一度打击，所以到了后来要加以挽救，势非特地的用一些教育功夫不可，否则它也许终身不免把“性”和“淫”混为一谈。对于一个赶牛的田舍儿或一个当大姐的乡下姑娘，一切裸体的现象，都是可耻的，连希腊的塑像也不是例外。一个乡下人见了一张极健美的裸体女子的照相，便指着它说：“我有一张女人的相片，和她很像，还抽着香烟咧。”欧洲北部诸国的民众，在这方面的辨别力，至今还没有超过这一个境界。什么是美，什么是淫，他们的了解还不过是田舍郎和傻大姐的了解罢了。

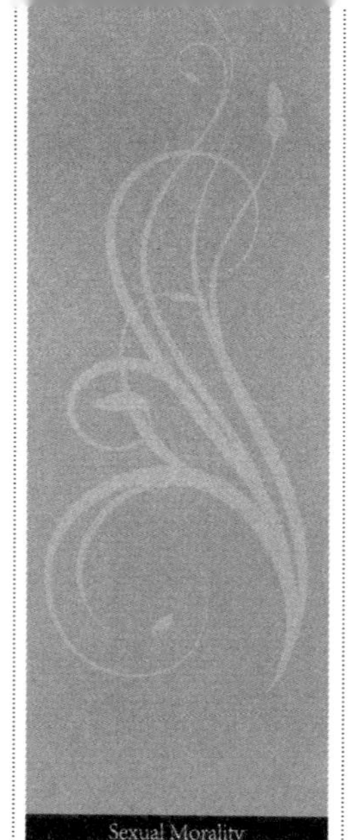

第三篇
性的道德

译序

译了《性的教育》以后，进而续译霭氏的《性道德论》，似乎是很合情理的，性教育的效果所及，以个人方面为多，性道德的，则以社会方面为大。性教育是比较现实的，性道德是比较理想的。由个人推而至社会，由现在推而至未来，所以说很合情理。

霭氏的《性道德论》，实在有五根柱石：

一、婚姻自由；

二、女子经济独立；

三、不生育的性结合与社会无干；

四、女子性责任自负自决；

五、性道德的最后对象是子女。

这五根柱石的实质与形式，具详本文，无须重复的介绍。不过它们的价值，不妨在此估量一下。

一、婚姻自由的理论，我想谁都不会持异议。不过有两点应该注意。西洋的婚姻制度，历来受两种势力的束缚，一是宗教；二是法律，这法律的一部分又是从宗教中来，所以束缚的力量是分外的大。唯其如此，霭氏在这方面的议论，便不能不特别的多；好比因为西洋人对于性的现象根本认为龌龊的缘故，他就不能不先做一大番清道夫的工作一样。这是一点。霭氏这里所称的自由，似乎目的端在取消宗教、法律与其他外来的束缚，是很消极的；至于怎样积极的运用自由，使婚姻生活的效果对于个人、对于社会，以至于对种族，可以更加美满，霭氏却没有讨论到。而所谓“积极的运用”里面，往往自身就包含相当客观条件的节制，这一层霭氏也没有理会。自由是应该受客观条件的范围的，否则便等于自放，等于“盲人骑瞎马，夜半临深池”，没有不遭灭顶的惨祸的。霭氏在下文（720页）说：“往往有很有经验的男子，到选择女子做妻子的时候，便会手不应心、身不由主起来；他最后挑选到的结果未始不是一个很有才貌的女子，但是和他的最初的期望相较，也许会南辕北辙似的丝毫合不拢来。这真是一件奇事，并且是万古常新的奇事。”霭氏写这几句的时候，也许精神分析派的心理学说还不大发达，从这一派学说看来，这种手不应心的婚姻选择实在并不是一件奇事，并且只要当事人在事前稍稍受一些别人的经验的指导，即稍稍受一些客观条件的限制，而不完全诉诸自由行动，它就不会发生。这是第二点。就中国与今日的形势而论，我以为第一我们不必像霭氏那般的认真。中国以前的婚姻，也是不自由的，但是束缚的由来，不是宗教，也不是法律，而是家族主义的种种要求，无论这种种要求的力量在以前多大，到现在已经逐渐消散，而消散的速率要比西洋宗教与法律的还要来得快。结果，尤其在大一些的都会里，不自由已一变而为太过自由，而成为一种颓废的自放。好比自鸣钟的摆一般，以前走的是一个极端，现在又是一个极端。要挽救以前的极端，我们固不能不讲些自由，要免除目前的极端，更不能不讲求些客观条件的节制。霭氏所自出的民族，是一个推尊个人与渴爱自由的民族，所以他的议论也很自然的侧重那一方面。但我们的文化背景与民族性格未必和盎格鲁-撒克逊人的完全相同，斟酌采择，固属相宜，全部效颦，可以不必。

二、女子经济应否独立的一个问题，到现在可以说是已经解决了的；但究宜独立到何种程度，和男子比较起来，是不是宜乎完全相等，还始终是一个悬案。霭理士在这一方面的议论，好比他在别的方面一样，是很周到的。在原则方面，他不但完全承认，并且把它认为讲求性道德的第一个先决条件。不过在实际上他也认为有很严重的困难。霭氏写这篇文字的时候，原是西方女权运动最热烈的时候，但是热烈的空气并没有蒙蔽他的视线，别人也许忙着替极端的男女平等论鼓吹，心切于求、目眩于视的把男女生理作用的区别完全搁过一边，认为无关宏旨，但是霭氏没有。他说：

> 但上文种种还不过是一面的理论。女子的加入工业生活，并且加入后所处的环境又复和男子大同小异，这其间也就无疑地引起了另一派的严重的问题。文化的一般的倾向是要教女子经济独立，也要教她负道德的责任，是没有问题的。但是不是男子所有的职业以及种种业余职务，女子都得参加，都得引为己任，而后不但女子自身可得充分发展之益，而社会全盘亦可收十足生产之功，我们却还不能绝对的看个清楚。但有两件事实很清楚。第一，社会现有的种种职业与业余职务既一向为男子所专擅，则可知它们的内容和设备的发展是在以男子的品格与兴趣做参考，而与女子不太相谋。第二，种族绵延的任务与此种任务所唤起的性的作用，在女子方面所要求的时间与精力，不知要比男子的大上多少。有此两点的限制，至少我们可以了解，女子之于工业生活，决不能像男子的可以全神贯注，而无遗憾。

不能无遗憾的话是对的，二十几年前，霭氏写这篇文章的时候，这种遗憾还不很明显，但男女职业平等的试验又添上二十多年的经验以后，这种遗憾已一变而为切肤的痛苦。英人蒲士（Meyrick Booth）在他的《妇女与社会》（*Woman and Society*，即刘译《妇女解放新论》）一书里，在这方面讨论得最精到。霭氏那时候，因为情形还不严重，但在我们看来，以为它的重要并不在其他段落之下。

我以为时至今日，我们对于女子职业自由与经济独立的问题，实在已经可以有一个比较圆满的解决办法。在原则下它是毫无疑问，上文早就说过。就实际而论，我们折衷近年来一部分通人的见地，以为有一种看法与两三种办法，值得提出来商量。一、就健全的女子而论，我们总得承认生育是她们一生最主要的任务，不论为她们自身的健康计，或为种族全般的发展计，这任务都是绝对少不得的。至少就她们说——不就她们说，又就谁说——职业的活动与经济的生产只得看做一件附属的任务，一件行有余力方才从事的任务。这是看法。由这看法，便产生下列的一些办法。无论一个女子将来从事职业与否，她应该有一种职业的准备，应该培植一种经济生产的能力。宁使她备而不用，却不能不备。在她受教育的时期里，除了普通的教育以外一切有职业训练的机会，也应当为她开着，就是那些平日专为男子而设的，也不应稍存歧视的态度，目的是在让她们各就性之所近，有一个选择的自由。同时我们当然不希望一班极端的女权运动者出来吹打鼓噪，因为这种吹打鼓噪的功夫也未始不是自由选择的一个障碍。有了职业与经济独立的准备，用也行不用也行，要用的话，我们以为不妨采取两种方式的任何一种。一是直接适用上文所提宾主的看法的结果。一个精力特强的女子，尽可于生育与教养子女之外，同时经营一种或一种以上的事业，但总以不妨碍子女的养育为限；二是精力寻常或觉得同时不能兼顾两种工作的女子便不妨采取罗素夫人所提的分期办法，就是，在婚姻以后，最初十年间或十五年作为养育子女的时期，过此便是从事职业的时期。这两个办法，我认为都很妥当。这两个办法又可以并做一个说，就是上文所说宾主的地位到了后来，不妨逐渐地对掉，起初养育子女的工作是绝对的主，后来子女渐长，不妨变做相对的主，到了子女都能进学校以后，职业的活动即作“夺主”的“喧宾”，亦无不可。

三、霭氏主张凡是不生育的性行为、性结合，与社会无干，社会不当顾问。这个主张可以说是富有革命性的。西洋社会对于这种主张，到现在当然还是反对的多，赞成的少。在赞成的少数人中间，在美国我们至少可以举一个做过三十年青年法庭的推事林赛（B. B. Lindsey）。在英国，则至少有哲学家罗素。他根据了三十年间应付青年性问题的经验，起初做了一本《现代青年的反抗》（*The Revolt of Modern Youth*，1925），所谓反抗，十分之九是对于旧的性道德观念的反抗，对不合情理的宗教、法律与社会制裁的反抗；全书的理论与所举的实例，几乎全部可以做霭氏的“婚姻自由论”的注脚。林氏后来又发表一本《伴侣婚姻》（*Companionate Marriage*，1927）。要是《反抗》一书所叙的是问题，这本书所要贡献的便是问题的解决方法了。这方法是很简单的，就是：男女以伴侣方式的结合始，一到有了子女，才成为正常的婚姻，在没有子女以前，双方离合，却可不受任何限制。所谓伴侣的方式，就是一面尽可以有性交的关系，而子女来到的迟早则不妨参考经济和其他的环境情况，运用生育节制的方法，而加以自觉的决定。这种见解，可以说是完全脱胎于霭氏的学说的。罗素的见地则详他的《婚姻与道德》一书中（*Marriage and Morals*，1929，中译本改称为《婚姻革命》），大体上和林氏的没有分别。

至于反面的论调，我们至少可以举马戈尔德（C. W. Margold）做代表。他做了一本专书，叫做《性自由与社会制裁》（*Sex Freedom and Social Control*，1926）。马氏以为人类一切行为都有它们的社会的关系，性行为尤其是不能做例外，初不问此种行为的目的在不在子女的产生。他以为霭氏在性心理学方面，虽有极大的贡献，但因为他太侧重生物自然与个人自由，对于社会心理与社会制裁一类的问题，平日太少注意，所以才有这种偏激的主张。这是马氏的驳论的大意；他还举了不少从野蛮、半开化，以及开化的民族的种种经验，以示社会制裁的无微不入、无远弗届。

对于这个问题，我很想做一个详细一点的讨论，并且很想贡献一种平议，但现在还非其时。不过这平议的大旨是不妨先在这里提出的。霭氏因为看重个人自由，所以把性道德建筑在个人责任心的基石之上，因为看重生物的事实，所以主张自然冲动的舒展，主张让它们自动的调节，而自归于平衡。自然的冲动既然有这种不抑则不扬、不压迫则不溃决的趋势，那么，只要再加上一些个人意志上的努力，即加上一些责任心的培植，一种良好的性道德的局面是不难产生与维持的。这种见地，我以为大体上虽可以接受，却有两个限制。一是霭氏所假定的对象是去自然未远的身心十分健全的人，这种人在所谓文明的社会里似乎并不很多。他们自然冲动的表现，不是不够，便是过火，而能因调剂有方、发皆中节的，实在并不多见。中国古代的圣哲不能不说“不得中行而与，必也狂狷”的话，原因也就在此。第二个限制是责任心的产生似乎也不是一件轻而易举的事，而究竟应该用什么方法来培植它，霭氏也并没有告诉我们。要是马氏和其他特别看重社会制裁的人的错误在过于侧重外力的扶持，霭氏的错误就在太责成个人，而同时对于个人自己制裁的能力，并没有给我们一个保障。

性道德应以社会为归宿的对象，是不错的，应以个人的自我制裁做出发点，也是不错的。制裁不能不靠责任心的培植，也是一个不可避免的结论。但制裁与责任心的养成，一面固然靠一个人的身心健康，一面也不能完全不仗外力的扶持。但这层霭氏却没有完全顾到。但所谓外力，我以为并不是一时代的社会的舆论，更不是东西邻舍的冷讥热笑，而是历史相传文化的经验。这又是马氏的观察所未能到家的地方，说到这里，我们中国儒家的教训就有它的用处了。以前儒家讲求应付情欲的方法，最重一个分寸的“节”字（后世守节的“节”字已完全失却本意），所谓“发乎情，止乎礼义”，便是这“节”字的注脚。我们和西洋的宗教人士不同，并不禁止一个人情欲的发动，和西洋的自然主义者也不同，并不要求他发动到一个推车撞壁的地步，但盼望他要发而中节、适可而止，止乎礼义的“义”字便等于“宜”字，等于适可而止。这适可的程度当然要看形势而定。夫妇之间的性生活的适可程度是一种，男女朋友之间的当然又是一种。张三看见朋友李四的妻子，年轻、美貌、人品端庄，便不由得不怦然心动，不免兴“恨不相逢未嫁时”之感，这就叫做“发乎情”。情之既发，要叫它立刻抑制下去，事实上当然不能，理论上也大可不必，要让它完全跟着冲动走，丝毫不加隔阻，势必至于引起许多别的问题，非特别喜欢多事的人也决不肯轻于尝试。所以张三要是真懂得情理的话，就应当自己节制自己，他尽可以增加他敬爱李四妻子的程度，提高他和他们的友谊关系，而不再作“非分”之想，那“非分”的“分”就是“分寸”的“分”，这就叫做“止乎礼义”。发乎情是自然的倾向，止乎义也未始不是，不过是已经加上一番文化经验的火候罢了。“发乎情，止乎礼义”七个字，便是一种文化的经验，谁都可以取来受用，来培植他的自我制裁的能力，来训练他对人对己的责任心肠。

这样一说，不以生育为目的的性关系究竟是社会的还是私人的，也就不成为性道德问题的症结，问题的症结在大家能不能实践“发情止义”的原则。西洋社会思想的系统中间，总有一套拆不穿的“群己权界”的议论，任何道德问题，说来说去，最后总会掉进这权界论的旧辙，再也爬不出来。这在我们却并不是不可避免的。我们只知道此种行为不但不干社会全般的事，更不干第二个旁人的事，而完全是我个人的操守问题，而此种操守的准绳，既不是社会的毁誉、鬼神的喜怒、宗教的信条、法律的禁例，而是前人经验所诏示的一些中和的常道；中和的常道之一就是“发乎情，止乎礼义”。霭氏曾说（727页）：“我们不会对不起道德，我们只会对不起自己。”发乎情而不能止乎礼义，所对不起的不是礼义，不是道德，不是社会，而是自己。

四、关于第四根柱石——女子性责任的自负自决——不比以前的三根，我想谁都认为是毫无问题的。性责自负，当然和经济独立的条件，有密切的关系。霭氏的理想，大约假定能够实行新性道德的社会，也就是所有的健全妇女经济上能够自给的社会。对于这一点，我们在上文已经略有修正，到此我们更不妨进一步的假定，以为所谓经济独立不一定要完全实在的。在教养子女之余，或教养子女以后，经营一种职业的女子，当然有她的实际的独立，不过在没有余力经营职业的女子，或平日有此余力而适逢分娩的时期以致不能工作的女子，我们始终得承认他们有与经济独立有同等价值的身份。有到这种“等值”（Equivalent）的身份，不论她实际赚钱与否，一个女子的责任、权利与社会地位，便应该和实际从事一种职业的人没有分别。至于性责自决，也是一样的不成问题，若就生育子女的一部分的责任而论，她不但应该自决，并且应有先决之权。在生育节制方法已经比较流通的今日，这不但是理论上应该也是事实上容易办到的事。

要女子能够自负自决她的性的责任，经济的条件以外，还有一个教育的条件。也许教育的条件比经济的还要紧，因为经济的条件，往往可以假借，有如上文云云，而教育的条件却绝对不能假借。所谓教育的条件，又可以分为两部分说。第一是一般的做人的教育。这当然是应该和男子的没有分别。这部分的教育也包括专业的训练，目的在使她前途能经济独立，或有独立的“等值”。第二是性的教育，目的在除掉启发性卫生的知识以外，要使她了解女子在这方面的责任，要比男子的不知大上多少倍，并且假若不审慎将事，她在这方面的危险，也比男子要不知大上多少倍。有了第一部分的教育，一个女子就可以取得性责自负的资格；有了第二部分的教育，她更可以练出性责自决的能力。资格与能力具备以后，再加上经济自给的事实或准备，女子在新性道德的局面里，才算有了她应得的女主人的地位。霭氏在全篇议论里，对于这一层似乎没有加以相当的考虑。他对于“性的教育”，固然已另有专篇，但是对于上文所说的第一部分的教育，他既没有讨论，对于这两部分的教育和女子性责自负自决的密切关系，又没有特地指出。这实在是全篇中的一个遗憾。

五、上文说过性道德的对象是社会，但这话还不完全。性道德的最后的对象是未来的社会，若就一人一家而论，便是子女。对于这一点，除了极端的个人主义者以外，我想也是谁都不能不首肯的。霭氏说：

> 就已往、目前与未来的形势而论，我们便可以得像法国女作家亚当夫人（Madame Juliette Adam）所说的一个综合的观察，就是，已往是男子的权利牺牲了女子，目前是女子权利牺牲了小孩，未来呢，我们总得指望小孩的权利重新把家庭奠定起来（791页）。

又说：

> 社会要管的是，不是进子宫的是什么，乃是出子宫的是什么。多一个小孩，就等于多一个新的公民；既然是一个公民，是社会一分子，社会便有权柄可以要求：第一它得像个样子，可以配在它中间占一个地

位；第二它得有一个负责的父亲和一个负责的母亲，好好的把它介绍进来。所以爱伦·凯说，整个儿的性道德，是以小孩子做中心的。

爱伦·凯不但这样说，并且还为了这说法写了一本《儿童的世纪》（*The Century of Child*）的专书咧。

自从优生学说发达以后，子女不但成为性道德的中心，并且有成为一般的道德的对象的趋势。在民族主义发达的国家，这趋势尤其是明显。优生学家有所谓种族伦理的说法，以为伦理一门学问，它的适用的范围，不应以一时代的人物为限，而应推而至于未来的人物。有一位优生学的说客，又鼓吹“忠恕的金律应下逮子孙”的道理。六七年前，我曾经不揣谫陋的写了一本《中国的家庭问题》，站的也完全是这个立场。

以子女为最后对象的性道德或一般道德，终究是不错的。我们为什么要生命？不是为的是要取得更大的生命的么？这更大的生命究竟是什么，当然各有各的见解。一班个人主义或享乐主义者以尽量满足一己的欲望为尽了扩大生命的能事；一班狭义的宗教信徒，以避免痛苦于今生，祈取福祉于来世，做一个努力的对象；但是另有一班人以为更大的生命实在就是下一代的子孙，而使此种生命成为事实的责任，一大部分却在这一代的身上。

*　　*　　*　　*

说到这里，西洋近代的性道德就和中国固有的性道德，慢慢的走上了同一的大路。霭氏在这篇文字里，曾历叙西洋性道德的两种趋势，在中国的历史里，我们当然也有我们的趋势，读者要知道它梗概，不妨参考陈东原《中国妇女生活史》一类的作品，我们不预备在此多说。但这趋势里的最昭昭在人耳目的一点事实，是不能不一提的。就是，子孙的重要。“宜子孙”三个字始终是我们民族道德的最大理想。女子在婚姻上的地位，大众对于结婚、离婚、再醮、守寡等等行为的看法，虽因时代而很有不同，女子所蒙的幸福或痛苦也因此而大有出入，但最后的评判的标准，总是子女的有无与子女的能不能维持一姓的门楣与一宗的血食。贞操一事，始终似乎是一个目的的一种手段，而自身不是目的。“饿死事小，失节事大”终究是一两个理学家的私见，而不是民族经验的公言，民族经验的公言是：失节事小，子孙事大。俞樾（曲园）的《右台仙笔馆记》里，记着这样一段故事：

> 松江邹生，娶妻乔氏，生一子名阿九，甫周岁而邹死，乔守志抚孤；家尚小康，颇足自存。而是时粤贼已据苏杭，松江亦陷于贼。乔虑不免，思一死以自全；而顾此呱呱者，又非母不活，意未能决。其夜忽梦夫谓之曰：“吾家三世单传，今止此一块肉，吾已请于先亡诸尊长矣；汝宁失节，毋弃孤儿。”乔寤而思之：夫言虽有理，然妇人以节为重，终不可失；意仍未决。其夜又梦夫偕二老人至，一翁一媪，曰：“吾乃汝舅姑也。汝意大佳，然为汝一身计，则以守节为重；为我一家计，则以存孤为重；愿汝为吾一家计，勿徒为一身计。”妇寤，乃设祭拜其舅姑与夫曰：“吾闻命矣。”后母子皆为贼所得，从贼至苏州。

乔有绝色，为贼所嬖，而乔抱阿九，无一日离。语贼曰：“若爱妾者，顾兼爱儿，此儿死妾亦死矣。”贼恋其色，竟不夺阿九。久之，以乔为“贞人”，以阿九为“公子”。——“贞人”者，贼妇中之有名号者也。

方是时，贼踞苏杭久，城外村聚，焚掠殆尽，雉豚之类亦皆断种，贼中日用所需，无不以重价买之江北。于是江北诸贫民，率以小舟载杂货渡江，私售于贼。有张秃子者，夫妇二人操是业最久，贼尤信之，予以小旗，凡贼境内，无不可至。乔闻之，乃使人传“贞人”命，召张妻入内与语，使买江北诸物。往来既稔，乃密以情告之，谋与俱亡。乘贼魁赴湖州，伪言己生日，醉诸侍者以酒，而夜抱阿九登张秃子舟以遁。

舟有贼旗，无谁何者，安稳达江北。而张夫妇意乔居贼中久，必有所赢，侦之无有，颇失望；乃载之扬州，鬻乔于娼家，乔不知也。

娼家率多人篡之去，乔仍抱阿九不释，语娼家曰：“汝家买我者，以我为钱树子耳，此儿死，我亦死，汝家人财两失矣。若听我抚养此儿，则我故失行之妇，岂当复论名节。”娼家然之。乔居娼家数年，阿九亦长成，乔自以缠头资为束脩，俾阿九从塾师读。

俄而贼平，乔自蓄钱偿娼家赎身，挈阿九归松江，从其兄弟以居。阿九长，为娶妇；乃复设祭拜舅姑与夫曰：“曩奉命存孤，幸不辱命。然妇人究以节为重，我一妇人，始为贼贞人，继为娼，尚何面目复生人世乎？”继而死。

俞曲园曰："此妇人以不死存孤，而仍以一死明节，不失为完人。程子云，'饿死事小，失节事大。'然饿死失节，皆以一身言耳。若所失者，一身之名节，而所存者，祖父之血食。则又似祖父之血食重而一身之名节轻矣！"

我记得以前看见这一段笔记的时候，在"天头"上注着说："推此论而用之于民族，虽千万世不绝可也。"我现在还是这样想。

一　引论——娼妓、婚姻与道德

我以前曾经在另一篇文字里详细讨论过娼妓的现象。娼妓的现象虽则可以厌恶，洁身自好的人尽管可以避之若浼，但从社会的立场看去，它实在是一切性问题的中坚，不容我们不加注意。要是我们站得远一些看，即绝对用客观的眼光把它当做社会的一种动态来看，便可以发见，它不但不是偶然的与轻易可以革除的一种事物，而是目前全部婚姻制度里一个相须相成的部分，一旦取消，那全部就不免土崩瓦解。凡是见过拙著的那篇《娼妓论》的人，对于这一点，是早已有相当的了解的。但我们不妨作更进一步的讨论。在今日不但娼妓现象，已经成为婚姻制度的风火墙，并且婚姻制度自身也多少有些娼妓制度的意味。假若我们不把婚姻从外面当做一种社会的制度看，而从里面观察它所由成立的动机，可知许多人的婚姻生活与狎妓生活很有几方面相像。这一点以前已经有人从许多不同的观察点再三加以申说，我们在此似乎可以不必多赘。但是从性道德问题的立场来看，这一点却是万分重要。我们目前的社会状况，对于女子道德观感的培植，是很不相宜的。一个在娼业里卖身的女子和一个在婚姻里卖身的女子，据马罗（Marro）的说法，“不过在价格上和时期的久暂上有些不同罢了。”佛瑞尔（Forel）也说，婚姻是“娼业中一种比较时髦的方式”，换言之，就是同是一种以金钱为目的而举行的性货物的贸易，不过要比较通行罢了。不但如此，婚姻之所以为娼业，不但比较时髦，并且是早就受了宗教与法律的封诰，它究属合乎道德与否，也久已在不论不议之列。只要有了法律与宗教的保障，无论一桩怎样不道德的婚姻也可以不受人家指摘。约而言之，娼妓的原则已经在我们生活中间变做合法与神圣不可侵犯的东西。因此，对于真正的娼妓的制度，要引起一些大家的公愤和合理的反对的论调，往往是极不容易。反对的论调并不是没有，不过那种论调所根据的理由是似是而非的。他们也把娼业与婚姻相提并论[1]，认为娼妓是“违反同行公议而甘心接受比市价更低的工资的一个人”，所谓同行，就是指广义的婚姻，所谓工资，就是出卖色相所得的酬报。但就是这种低级反对的理由也并不很妥当。就事实而论，要是我们把劳力和酬报合并的权衡一下，可知娼妓的劳力实轻，而酬报实重，而做人家妻子的女子则适得其反，她不但责任重大，并且还要放弃许多权利。爱伦·凯（Ellen Key）说得好，因为经济方面既仰仗了她的丈夫，她就不得不牺牲她对于子女、产业、工作，甚至于她自己身体的种种权利；假若她不嫁人，

[1] 例如拔克司所著的《率直的论文集》（E. Belfort Bax, *Outspoken Essays*），第6页。

即使像娼妓一般，她还可以有所谓“自家身体”，不必把一切权利都给断送。娼妓的地位虽卑劣，却从没有把自己的身体完全签字卖绝的，但是做妻子的所签的婚约却是一种卖绝的卖身文契；娼妓有她的自由和个人的权利，虽然往往不足挂齿，但做妻子连这不足挂齿的也得不到。所以不守同行公议而擅自跌价的实在是做妻子的女子，而不是做妓女的女子。

婚姻制度的合乎道德与否，以前早就有人讨论到过，并不是近年来才开始。四十年以前，英人欣顿（James Hinton）就很不客气的下过一番攻击。他以为婚姻在宗教与法律的护符之下，放僻邪侈，真是无所不用其极；他说：“我们的婚姻关系中，根本有一种不健全的状态在。”“在实际生活上，此种关系既极可怕，而在理想上它也并不能满足许许多多人的感情与期望。有许多有才力的女子很愿意做一个已经结婚的男子的外妇；又有一些纯洁与很天真的女子说起她们看不出来为什么他们的婚姻非经过法律手续不可；另有一个女子谈起要是她和一个男子发生恋爱关系的话，她就不愿意有什么法律的束缚；即在通人也以为男子可以有性的知识，而女子则应以不识不知为原则，即因不识不知而发生危险，亦在所不惜——诸如此类不胜枚举的问题，都可以证明目前婚姻关系根本上有不健全之处，非加以彻底的查究一下不可。”

许多年前，在1847年间，格罗斯霍芬格（Cross-Hoffinger），在他那本《妇女的命运与娼业》（*Die Schiksale der Frauen und die Prostitution*）一书里，也很有力的申说娼妓问题在事实上就等于婚姻的问题，所以婚姻关系要是不先经改革的话，娼妓问题也就永远无法革除。他以为把婚姻建筑在一个陈旧的经济基础上，并且把它当做一种有强制性的社会制度，便是一个错误，须得从头改正。就这一点而论，格氏实在是爱伦・凯的开路先锋。布洛克（Bloch）对于他这本书，也认为是一本开山之作，有极大的意义，虽若称扬得有些过火，其实是很对的。

在格罗斯霍芬格以前，约距今一百六七十年，另外有一位和格氏很不相同的人，对于当代的道德状况，下过一次很严厉的分析，因为严厉之至，不客气之至，所以当时的人便以为他是对于当代的神圣的习惯制度，是抱着一种玩弄与侮慢的态度的，所以群情愤激之余，便把他的书烧了。这个人叫作孟德费尔（Mandeville），他那本作品叫做《蜜蜂的寓言》（*Fable of the Bees*），是1714年出版的。在第64页上，他描写着近代的婚姻关系和此种关系的法律的内容说："我在这里讲起的那位很温文尔雅的先生，倒不必讲究什么克己与节制的道理，至少他不必比野蛮的土人更讲得多；野蛮人在此种场合，一方面要受自然法则的支配；一方面也是很天真很诚恳的——但这些这位新郎先生却可以不大顾问。他在满足他的性欲的时候，只要不违反他的国家规定的法律，他就可以不必有所忌惮。要是他的欲火比山羊或公牛还来得大，一经举行过相当的仪式以后，我们也唯有让他去尽量的发泄，他要到什么程度，就到什么程度。要有什么讲道理的大人先生们出来责备他，他还会对他们冷笑，觉得他们太不识时务。原来他这种纵欲败度的行为，不但女子全部赞成他，就是男子也是十个里有九个以上是和他一鼻孔出气的。他越是放纵，越是荡检踰闲，越是卖弄他的淫巧的行径，他越可以赢得女子的欢心，不但年轻、淫荡与爱慕虚荣的女子要拥护他，就是比较老实、稳重的太太们也暗中艳羡不止。"

所以从道德的眼光来看婚姻，我们以为它的最大的罪过是把两性的关系沦为金钱与淫欲的奴隶。而金钱与淫欲的奴隶，岂不是就是卖淫与买淫，就是娼业？所以说今日之下的婚姻与娼妓是一丘之貉。

真正合乎道德的婚姻的目的是这样的。无论我们用广一些的生物学眼光来看，或狭一些的社会眼光来看，婚姻是一种性的选择，它的形成应该受性择律的支配，而它的目的，直接则在产生因恋爱而结合一种共同的生活，间接则在种族的绵延。除非生殖也是婚姻目的之一，它便和社会不生干系，而社会也没有顾问之权[1]。但若生殖是目的之一，那么，无论在生物的立场或社会的立场，我们便应该让自然的、正当的性选择的影响有自由用武之地，而不让其他不相干的影响拦入，因为此种不相干的影响一经拦入，势必妨碍选择作用的健全，而产生不良善的婚姻关系与不良善的子女，而社会全般终必蒙其大害。

这当然是比较理想的话，若只就事实而论，则谁都承认传统的婚姻关系大率只顾到经济的利益，而不顾到生物的利益，就是在离原始状况不远的社会里，也复如此。但何以在比较原始而活力很强的社会里，此种以资产而不以生物选择为依据的婚姻倒也

[1] 这是霭氏性道德的基本主张之一，近年以来，已经受一部分通人接受。林哉（Ben B. Lindsey）伴婚制（Companionate Marriage）的拟议，罗素在《婚姻与道德》（*Marriage and Morals*）一书中的许多主张，其实全都拿这个主张做张本。美国人马谷尔特曾做书加以抨击（Charles W. Margold，*Sex Freedom and Social Control*，1926年芝加哥大学书局出版），是非曲直，一言难定，当找一个机会，特地加以讨论。——译者

没有产生什么顶大的害处呢？这其间有两层原因，一是此种社会往往很坦白承认婚姻的经济性质，而不加以文饰；二是他们对于其他比较不正式而事实上更来得自然的婚姻关系，不但实际上能放任，名义上也不干涉。例如多妻的制度便有相当调和的影响，它一面按照经济的要求办理，一面对于比较自然的生物的要求，也能相当的顾到。近代所谓文明的社会里，却反而不能如此。近代婚制已经像带上了铜箍铁罩一般，丝毫没有回旋的余地，像多妻制一类的自然的保障与补偿方法，当然在不论不议之列。近代一夫一妻的婚姻，无论其内容如何糟不可言，总是“合法”的，总是“神圣”的。我们对于此种基于经济利益的婚姻，现在也已经司空见惯，所以西奇威克（Sidgwick）说[1]，假若有人把它比做“法律许可的娼业”时，我们也并不诧异，但“感觉他未免说得过火一些或似非实是罢了”。

一个男子为了金钱或满足某种野心而结婚，便已经离开了生物的与道德的正当鹄的。一个把自己的身子终身出卖的女子，在道德上，和只出卖一夜的女子，没有分别。她的收入也许大些，为报答这收入计，她得当一些管家的差使和对丈夫的一些有求必应的侍候（对于这些差使与侍候功夫，她也许很不内行，不过奉行故事罢了）；因为此种服务工作，她就可以得到一个养老院的待遇，衣斯食斯，到尽其天年为止——这些一切，当然和妓女不同，但是从道德的立场来看，却终不过是五十步与百步之差。此种道德的责任，不用说，自然男女得平分负担，至少男子的责任

[1] 《伦理学的方法》（*Method of Ethics*），第二篇，第十一章。

不在女子之下。这种不道德的状况一大部分是男子的无知识与不关心所酿成的；他对女子的性格和性爱的艺术，不但所知有限，并且也不求甚解。往往有很有经验的男子，到选择女子做妻子的时候，便会手不应心，身不由主起来；他最后挑选到的结果未始不是一个很有才貌的女子，但是和他的最初的期望相较，也许会南辕北辙似的丝毫合不拢来。这真是一件奇事，并且是万古常新的奇事[1]。对于自己准备娶来做妻子的女子，在性情上与品格上，不求全责备，不反复测验，也许是男子的一点自谦的美德。但无论虚己待人到何种程度，无论他怎样的把对方看做天鹅肉，把自己看做癞虾蟆，他总该盼望他把身心两方面的长处尽量贡献出来才是。这种要求，虽出乎男子，根本也是对女子自己极有益处的。女子所能给男子的，至少是一部分的宇宙的不传之秘；女子而不能把她的品质的精粹充分表现出来，就等于不能把此种神秘启发给男子。这样的一个女子便是自贬了身价，她的加入婚姻与家庭，就和别一个女子进收容所或救济院，没有多大分别。

二　道德的定义和分类

我们讨论性在精神方面的种种事实，牵牵引引，终于到达了

[1] 这里所说的奇事当然是指男子择婚时的盲目：往往平日标准越高，最后的决定，至少在旁人看来，是越将就；标准的高明和实际的不高明往往可以差得很远，有时候并且根本相反。这种例子很多，读者很容易从自己的朋友中间找到一二。之所以会有此事的理由，可参看拙著《冯小青》（余论二）及《中国之家庭问题》（婚姻选择的标准），现都归商务印书馆印行。——译者

性的道德的问题。我们讲起娼妓的现象的时候，我们再三再四的不能不提到“道德”这个名词。但道德这个名词是很模糊的，并且因为它的意义不止一个，往往可以引起误会。读者阅读上文的时候，一定也感觉到，上文用到道德这个名词的时候，究竟指的是哪一种意义，几乎完全要读者参酌了上下文自己决定。但讨论的过程到此，到我们快要进入婚姻问题的时候[1]，我们为免除模棱的了解起见，便不能不对于“道德”的几个常用的意义，加以一番辨别的叙述。

伦理学的著作里所讲的道德是**理论的道德**。它所注意的是大家“应该”做些什么，或怎样做了才算“对”。在柏拉图所作的对话里的苏格拉底士就注意到大家的理论的道德，他想答复的问题是：大家在他们的行为动作里，“应该”追求些什么。不但苏格拉底士如此，我们不妨说，近代以前一切关于伦理方面的著述，无非是要答复这个问题。西奇威克说，这种理论的道德是一种学问，而不是一种科学，因为科学的根据是现存而已然的事物，而不是未然而应然的事物。

就在理论的道德的范围以内，我们也可找出两种不同的道德来，它们不但不同，并且有时候还要彼此歧视或只不过维持一种面子上的客气的关系，所以彼此谈起的时候，嘴角总不免一弯，鼻子里也不免哼一声：“道德。”这两种道德是**传统的道德与理想的道德**。传统的道德是建筑在已往长时期的社会生活的习惯上的；

[1]　霭氏另有《婚姻论》一篇，和本篇同为《性心理学研究录》第六集的一部分。——译者

和其他传统的见解一样，也是很牢不可破的；一个人呱呱坠地，便不由自主的受了它的包围。我们接受了它以后，它就变做我们的良心，随时随地会自动的替一切现存的规矩说好话；即使一个人也许早就否认了它，它还是不肯放松。例如许多以前对于主日礼拜竭力奉行的人，后来自己虽经过理论上的一番盘驳，以为奉行了未必“对”，不奉行了也未必“不对”，但一到不奉行的时候，不期然而然的自问总觉有些对不起“良心”似的。这种“良心”的抗议也就等于习惯的规矩的抗议，此种规矩，你虽不承认，社会全般是承认的，你现在虽不再承认，你以前却是在它们中间长大的。

理想的道德和传统的恰好相反，它所关心的是未来，不是既往。它的根据不是已往的一些越来越古老，甚至于越来越违反社会利益的种种社会习惯，而是一些新的社会行为，此种行为虽已有人实践，并且实践的人一天多似一天，但到底还没有多大的势力。就近代而论，哲学家尼采（F. Nietzsche）就是拥护理想的道德的一位健将，他主张拿一个开辟草莽者与建设新生活者的“英雄道德”来抵抗众人的传统道德或尼采所称的“羊群道德”。这两种道德自然是彼此对抗的，但是我们得记住，从接受和主张它们的人看来，它们都是合理的，也是绝对不可少的；对于社会全般也是如此，因为它们的对峙与竞争，理论的道德才能维持它的持平而不偏倚的形势。即就娼妓问题而论，我们就可以证明这一点。传统的道德是替它辩护的，不是替它的本身，乃是因为要维持一夫一妻制度的尊严，不得不以一部分的女子做孤注之一掷；但理想的道德却不承认有此种必要，它希望我们能够把婚姻制度逐渐改良，因而改变与减少娼妓的现象。

但除了理论的道德以外，世间固还有**实际的道德**这样东西。“应该”做的事是一回事，实际做的事却又是一回事。这实际的道德才是最基本、最扼要的。拉丁文里“摩瑞士”（mores）和希腊文里的“霭苏士”（ethos）都指着习俗这样东西；前者后来虽为英文的道德一词所本，但在当初并没有“应该”的意义，不过指习俗的实际而言罢了[1]。就是多少有一些应该不应该的意义，那也是和上文所提理论的道德所要求的“应该”不同。习俗所责成你做的，往往也是你心上觉得应该做的，所谓应该，如此而已。但同时我们得注意，一个人做一件合乎道德的事，他的最初的动机也并不是因为他觉得应该这样做，这其间实在还有更深更近乎天性的理由在[2]。他并不是真因觉得应该这样做，乃是因为别人都这样做，习俗向来这样做，所以他以为他也应该这样做。在实际的道德里的“应该”的意义，不过如此。

一个社群的行为是受它的生活的需要所支配的，而所谓生活

[1] 中国“道德”一名词的由来，其实和西洋的很有些相像，“道”是“人所共由之路”，“德”以前作“直心”，《说文》上解作“外得于人，内得于己”，因为能够顺从一时的习惯，即走上大家走的路，所以能“外得于人”；既“外得于人”，斯“内得于己”，这种的解释方法去道德为习惯的原义还不远。徐锴以为应作“内得于己，外得于人”，“内得于己，谓身心所自得也，外得于人，谓惠泽使人得之也”——那就成为后来的见地了。原有的解释是现实的，就事论事的，徐氏的解释便包含“应该”的与理想的意味。前者的道德近习惯，而后者便是仁义道德的道德。——译者

[2] 这些理由是和社群的治安有关系的。马太教授（Prof. A. Mathews）在《科学与道德》（*Science and Morality*）一篇文字里说：“一切不道德的行为势必造成社群的痛苦，一切道德的行为势必造成社群的幸福。”见《通俗科学月报》（*Popular Science Monthly*），1909年3月号。

的需要又要受时代、地理环境与文化背景的限制。有的社群里有子女扑杀老年父母的习俗，此种社群里，不但社群全般觉得这是最好的办法，就是被杀的父母也有同样的感觉，所以到了相当年龄，便很愿意接受此种待遇；这种行为，对于那个社群，不但是在实际上合乎道德，在理论上也合乎道德[1]。在我们中间，年老的人可以受保护，到尽其天年为止；这在实际的与理论的道德方面，也都没有什么不合。这种合与不合显而易见和不许杀人的规矩或律法不生关系；我们也未尝不杀人，有时且以能多杀人为荣，例如在以爱国为名的战争状态之下，有时候因为经济的要求，杀了人也不算什么一回事，例如在畸形发达的工业制度之下的草菅人命；但是杀害老人，不但社会经济生活里无此必要，并且也是我们感情所不许可；我们文明的情绪生活要求老年人的维持和高年的享受。杀人行为的道德的意义，是以多变化出名的，时代不同，地域不同，意义即随之而异。在二百多年前的英国，一个人犯了小小的盗窃的案件，就可以判死罪，而当时的开明的舆论也并不觉得这有什么要不得。但在今日，这就很不合道德了。一个未婚生子的女子把初生的婴儿弄死了，这在她原完全是一种违反天性的万不得已的自卫行为；但许多国家的法律对她不是判死罪，便判终身监禁，而我们对于这种死罪判决的道德问题，到近来才开始加以怀疑。杀人的战争，究属合乎道德与否，我们似乎连疑问都还不大有，我们所已明白承认为不道德的不过是妇女、儿童与不参加战争工作的分子的杀戮罢了。一时代一地方各有各的道德观念，由此可见。

---

[1] 参看韦思特马克的《道德观念的由来演变》（Westermarck，*Origin and Development of the Moral Ideas*），第一册，第386—390、522页。

韦思特马克（Westermarck）说得好："严格言之，习俗是包括一个道德的规则的。……社会是一个学校，行事的是与非、错与对，是课程，而习俗便是总教习。"[1]习俗不但是道德所从出，也是法律所由本。"习俗就等于法律，就是法律。"[2]理论的道德固然有趣，历来许多聪明的哲学家都把它当做大教场一般来练习些思想的把戏，但因为练习得太多了，我们反而有把实际的道德丢在脑后的危险，要知道德的实质，终究脱不了社群中大众的一些日常实践的行为[3]。所以我们要在实际方面把道德下一个比较确实的定义的话，我们不妨说，道德是一部分的习俗，其履行的结果，在大多数的社群分子心目中，是认为对于在某时代某地域以内的大众，可以产生福利的。因为这一层道理，即因为此种福利是一个切实的当前的问题，而不是悬揣的应该怎样的问题，所以实际的道德才可以成为科学的一门。韦思特马克说得是："要是'伦理学'这一个名词是准备做一门科学的名词的话，那么那门科学只能够拿道德意

[1] 同724页注[1]，第9页及第159页，又第七章全章。与习惯相符合的动作可以得公众的赞许，否则所得为公众的厌恶愤怒。韦氏以为这种赞许与厌恶是道德评判的基础，并且还下过一番有力的讨论。

[2] 这一层是早经法学的作家所承认的，例如德人薛吕德（E. A. Schroeder）的《性范围以内的权利》（*Das Recht in der Geschlecht Ordnung*），第5页。

[3] 美国社会学家桑姆纳（W. G. Sumner）在他的《民俗》（*Folkways*）一书里（第418页），甚至以为不妨把这个字"道德"的形式改变一下，以示与道德的真实的和基本的意义有别；同时又提出"摩瑞士"（mores）一词，来专指"一切可以促进社会改造的通用的与传统的习惯"。桑氏又说："不道德的一名词所指的无非是一些违反当时此地的'摩瑞士'的行为而已，此外别无意义。"但我们以为道德这个古老的名词实在一点也没有取消的必要，我们只要承认，在实际与应用的一方面，它实在是和习俗这样东西一而二、二而一的，那便够了。

识的事实，做研究的对象。”[1]

勒基的《欧洲道德史》（Lecky, *History of European Morals*）是一本研究实际的道德而不是理论的道德的著作。韦思特马克的那部大手笔，《道德观念的由来与发展》（*The Origin and Development of the Moral Ideas*），是一篇更新颖的客观的科学讨论；原书的题目虽嫌陈旧，不足以表示这一点，但其实质的价值则无可否认。书中所叙述的，就其大要而言，也不外历史上已然的事实，而不是未然而应然的一些悬拟。差不多同时出版的霍布豪斯先生的《演化中的道德》（Mr.L.T. Hobhouse, *Morals in Evolution*）也有同样的性质；它名义上虽以观念为讨论的对象，即以道德的规律为对象，而不以社会“行为的历史”自居，事实上它所讨论的规律也未尝不以有关“常人的常态行为”者为限（语见原书第一册，26页）。换言之，霍氏此书也不失为一本实际道德而不是理论道德的历史。近代思想家中最深沉也最能发人深省的一位，法人戈蒂埃先生（M.Jules de Gautier），在他好几本书里，尤其是在那本《道德的依傍性与习俗的独立性》（*La Dépendance de la Morale et l'Ind épendance des Moeurs*, 1907年出版），也用同样的眼光来分析道德的概念。他说：“行为的现象，和别的现象一样，也是经验的一部分，所以道德这样东西，就是在历史演化的任何时期里一切可以适用到行为的规矩条文，都是依傍着习俗的。”我也不妨征引到另一个法国学者的著作，就是莱维-布吕尔的那本《习俗的道德与科学》（Lévy-

[1] 同724页注[1]，第一册，第19页。

Bruhl，*La Morale et la Science des Moeurs*，此书有英译本），它在实际的道德方面，也有一番极有力量的讨论。

所以归根结蒂，实际的道德是一种所谓硬碰硬的自然的事实，也是一切理论的道德，不论其为传统的或理想的，所由产生的基础。所以我们那种很普遍的深怕触犯或对不起道德的心理，是浪费了的。我们不会对不起道德，我们只会对不起自己。道德是以自然为根据的，所以我们最多只能加以变通罢了。克劳利（Crawley）说得很对[1]，就是传统道德中的金科玉律，其效用也无非在辅助自然，使种种自然的冲动，可以得到一种更有规则的表现；常人以为此种大经大法的目的在抑制自然，真是一大误解。此种金科玉律的弊病，像许多古板的东西一样，是在不能随时代而变通；往往原先是极有用的行为的规律，但时过境迁以后，它们却不能跟着变迁，结果就失其效用而成为生活的障碍了。这种障碍却也就是新的理想的道德所由产生的一大因缘；同时实际的道德也正在那里酿成新的结构，以适应新的生活的关系，而替代陈旧的与枯朽的传统的事物[2]。

---

[1] 可参看的作品不止一种，例如《族外婚与中表为婚》（*Exogamy and Mating of Cousins*）一文，在《泰勒教授祝嘏文集》（*Essays Presented to E. B. Tylor*）中，第53页。这篇文章里说："在初民生活的许多方面里，我们往往发见一种欲望，好像是要帮大自然的忙，要把凡属常态的事物加以推崇，到了后来，更要用风俗与法律的威力，来加以五申三令。这种倾向，在我们文明的社会里，依然是很发达，并且因为推崇常态的缘故，往往对于一切反常与偏激的事物，很过不去，因此而受埋没的奇才异禀，也很不在少数。"

[2] 这也不外久、穷、变、通的道理，历来道德的大患在穷而不变，性道德尤其是如此。——译者

理论的道德与实际的道德或道德的主体之间，显而易见有一种很密切的关系。何以见得呢？一方面，理论的道德原是社会生活中已然的习惯的产果，并且已经在我们的意识里经过了一番抽象的综合化，而又一方面，此种意识化的结果，又可以回过头来，对于流行的习惯，或加以拥护，或加以变通，便愈益适合于当时的生活。这其间互为因果与相互影响的手续是不一律的，其所以不一律的缘故是因为理论的道德实在有很不同的两种，我们不在上文已经说过了么？大凡传统的或“顾后”的理论的道德往往有留难的影响，使道德的习惯发展得慢，而理想的“前瞻”的理论的道德则有催促的影响，使此种习惯进行得快。所以实际的道德，或道德的主体，便成为这两种理论的道德的一种居间的东西。理想的或前瞻道德总是领着路，实际的道德习惯就永远在后头跟着，它跟得上跟不上和跟得上的程度自然又得看此种前瞻的道德是不是真正前瞻而是走得通的，设或是徒有前瞻之名，而实际上却走进了一条死巷或牛角尖，那么，实际的道德就跟不来了。有许多空洞的道德理想便是准备引人到牛角尖里去的。至于传统的与后顾的道德呢？它却是跟着实际的道德跑，在后面端详评论。所以结果是，任何时代的实际的道德虽和两种不同的理论的道德有前瞻后顾相互呼应的密切关系，但决不会和它们合而为一，对传统的道德，它是“过之”，对理想的道德，它是“不及”。

对于这三种不同的道德，传统的、实际的和理想的，原是任何读者所知道一点的。但我们在这里的再三加以辨别，也自有故。我们以前在别处讨论到娼妓问题，也时常提到“道德”两字；在那时候我们并没有加以辨别，它所指的究竟是三种里的哪一种，往往让读者根据了上下文自己去斟酌。但我们现在讨论到性道德的演化的本身了，我们势不能不对于名词的连用，有一个更清楚的界限，所以才有上文这一番议论。我们现在不妨在此说明，下文中间所指的道德，除了特殊标明的以外，全都是实际的道德，即道德之切实见诸日常的社会生活者。至于前瞻或后顾的道德，即指到时，也是比较次要的。

三 经济与宗教势力下的性道德

性的道德，和别种的道德一样，当然也是一些传统的旧习惯和一些因事制宜的变通的新习惯所共同组织而成。要是传统的势力太大，性道德的生活势必日归枯朽腐败而失掉它的位育的活力[1]。要是变通得太快，以至于见异思迁，性道德的生活就不免过于动荡，因而失掉它的威力的重心。二者都是不妥当的。唯有参酌于二者之间，使比较固定的体与比较流动的用可以互相调剂，也就是使传统一方与理想一方可以彼此会合，居其间的社会生活可以执中两用，斟酌损益，有威力而不失诸呆，有流动性而不失其重心，斯为圆满。这原是很简单的一点道理，但是世间即以道德家自居的人，也往往不能了解。因为切心于取得逻辑上的妥帖，他们便不惜一意孤行，推车撞壁，不是一味讲空洞的理

[1] 位育的活力，或活的位育力，原文作Vital Adaptibiliy；译者按：英文adaptation或adjustment一字的意思，时人大率追随日本人之后，译作“适应”或“顺应”，鄙意嫌其太消极，太片面，不免太把环境看做主体，而生物看做客体，而有生物迁就环境的意思；对于人类，似乎尤其是不切。今改为“位育”，当然是依据《中庸》上“天地位”“万物育”的两句话，尤其是这两句话的注解：“位者，安其所也；育者，遂其生也”，安所遂生，而生物之能事尽矣。——译者

想，便是一口咬定传统的权威不放，而尤以侧重权威一方的人为多，因为权威的力量最足以唤起深刻的印象，最足以发人夕惕若厉之心，而勉其去恶行善。结果自然是很不幸的，尤其是在性的范围以内，因为唯有性这样东西，是比较最不肯受已经枯朽的传统习惯所拘束，它的反抗力最强，它的像火山般的爆发性最大。

我们普通的习惯是把现行的婚姻制度和抽象的“道德”混为一谈，以为合乎制度的，便是道德的，否则，便是不道德的；不但如此，我们也往往不理会当代在进行中的种种变迁，虽则很迟缓，很不易觉察，而对于我们的性道德，也未尝不在那里发生很深刻的影响；其实任何时代都是如此，也不独我们所处的今日为然。换言之，道德价值的转换与推陈出新是一种不断的过程；以前所公认为最高的道德标准，现在也许变做不道德的了；以前大家毫不置疑的认为不道德的东西，现在也许变做一个崭新的标准了。欧洲在两千年前不就有过这种大转变么？基督教会和罗马帝都在对峙与冲突里，原先占上风的是罗马的传统文化，而可以做这种文化的代表的便是那个道德的典型人物奥来留士（Marcus Aurelius）；从罗马人的眼光看来，基督教不但叫人放弃一切公民的权利和责任，并且拒绝社会生活和一切用血汗得来的文化成果，所以是极不道德而宜乎扑灭的。但到了后来，这所谓极不道德而宜乎扑灭的东西反而占了上风，并且一跃而为道德生活的最高标准[1]。在西洋古代，即希腊

[1] 基督教的精神，据保礼奴斯的《书信》（Paulinus，*Epistles XXV*）中所示的种种，迭尔（Dill）在他的《罗马社会》（*Roman Society*）第11页上，以为不但放弃了公民资格，并且把文化与社会生活从困苦艰难中得来的一切产果，完全恝置不要。

罗马时代，仁爱、怜悯和自我牺牲一类的性格几乎和人品的懦弱无能相提并论；而一到基督教发达以后，它们便都变做最高的美德，甚至于成为神道的一部分。我们西洋的性道德是一向不把天然的人的情绪放在眼里的，若有人说，这不但不是道德而是不道德，因为它只顾尊重传统的法则而不顾人性的需要，我们便瞪着眼，不能了解。道德价值的因时因地转变，由此便可以举一反三了。

始终在演化中的道德的理想，一到了性的范围以内，往往因各种不同的标准互争雄长的缘故，以致发生顿挫，至少在我们西洋文化里是这样的。这其间的理由，我以为就因为我们还根本没有性道德这一门东西[1]。大家想起历来社会对于所谓“性道德”的三令五申，一定以为这是一种很可诧异的结论。不错，我们是有适用于性的范围的道德的。但要知此种道德大部分实在是属于资产道德的范围，而与性的范围无干，其间的标准大半以资产为依据，而不以性的事实为依据。完全参考了性的事实而形成的性道德，我们还没有，至少在一般人的心目中还没有。这一层是极容易了解的。性关系的中心事实是什么？当然是男女的恋爱，至少也是男女的性欲；性欲或恋爱是极基本的东西，是生理的，要是没有它，男女性的结合便不可能。所以真正的划得清的性道德起码应该拿这一点做一个基础。但是说也奇怪，我们历来所称的“性道德”，便有根本否认这一点的尝试。它也居然使人家发生契约的关系，替人做媒说合，

[1]　《欧洲道德史》（*History of European Morals*）的作者勒基（Lecky）也有过相似的论调。他说：“在伦理学的一切部分里，关于两性关系和妇女地位的种种问题，前途是最最没有把握的。”自勒氏以来，情形也许已经稍有进步，但就大多数的民众而论，他的这些话还是不差的。

它又设为种种担保，使性欲的倾向永久维持它的方位；不游移，不见异思迁。这种种考虑不能说不周详，但若加以推敲，则知它们实在是经济范围以内的东西，用在经济生活上固然有效，用在性的生活上，便不免不配称的可笑。广义的经济关系，对于任何健全的性道德系统的演化，原有极重要的影响，这是谁都不否认的，但我们要知道，此种关系是属于演化的条件一方面，而不是基础的一部分。现在的毛病，正在把它当做了基础[1]。

从法律的眼光看，传统的婚制根本是取得资产或遗产的一种办法。这一点在英国的离婚法律里便可以看出来。这法律说，要是一个女子和丈夫以外的男子发生了性交的关系，她的丈夫便可以和她离异；但若丈夫和别的女子发生了同样的关系，妻子便不能提出离婚，除非同时有虐待或遗弃的证据。从任何理想的道德的立场看，这样一种法律是显而易见的不公道的，所以除了英国以外，其他文明的国家早就已经把它废除。

但若我们用财产和产业的遗传的眼光来看，这样一种法律便很容易了解；大多数的英国人拥护这种法律，也就是因为这个理由。假若一个人的妻子和别人发生关系，前途承继他的遗产的儿子也许根本就不是他自己的血肉。但是丈夫要有外遇，这种危险就不会发生。所以妻子的不贞是一种严重的侵犯财产的行为，而丈夫的不贞则否，所以从法律的眼光来看，便难以提出来一种离异的理由。至于何以加上了虐待以后，便可成立，那又完全是

---

[1] 经济的婚姻可做一种文化的前代的遗留看，可参看的文字不止一家，例如布洛克的《现代的性生活》（Bloch，*The Sexual Life of Our Time*），第212页。

对于近代人士情绪生活的一种让步，其要点在虐待，而不在有外遇。但德国斯特克尔女士（Helene Stöcker）说得很对[1]：“一个已婚的男子于婚姻以外生产了一个自己能认账的孩子，其为一种严重的反社会的行为，正和一个已婚的女子与外遇私生了子女而于其血缘不加以坦白的承认一样。”前者把一种重大的责任卸在一个家以外的女子身上，后者却把此种责任推在家以内的男子身上，一卸一推，其为不合道德，初无二致[2]。

我所以在此特别把性道德的经济要素再三的申说，是因为它已经在法律里取得了固定的地位，并且也是传统的性道德日益牢不可破的一个因缘。但若我们把眼光放开一些，可知此种要素还不止经济一端。古代的禁欲主义也未尝不是一个；因为禁欲主义的关系，我们的性道德也取得了一些宗教的情绪与宗教的尊严。所以我们的性道德，名为是性道德，实际上却是“财产道德”和原始的“禁欲道德”的一个共同产生的杂种，这杂种的两个成分和真正的性生活的事实都是没有什么须臾不可离的关系的。两个成分之中，“财产道德”后来在法律里占了优势，除了一二不很一贯的小地方以外，法律可以说完全受了它的支配。“禁欲道德”起初也和法律有过一些若即若离的关系，但是它的效用大都集中在社会的舆情方面，使大众对于性交这一件事，多少存一种贬薄的态度。但若不把性交当做单独的一件事看，而看做正式的

---

[1] 见女士所作《男女恋爱生活的不同》（*Verschiedenheit im Liebesleben des Weibes und des Mannes*）一文，载1908年12月份《性科学期刊》（*Zeitschrift für Sexualwissenschaft*）。

[2] 这一层《英国的离婚问题》一书中，第56页亦曾提到，参看735页注[2]。

婚姻的一部分，有资产的根据，又有宗教的保障，那就又当别论，而未始不认为是不可缺少的了。

传统的性道德是极看重处女的童贞的。因为看重之至，所以不知不觉之间，和未婚的女子奸淫便变做一种死有余辜的宗教上的“孽”，最后并且变做法律上的“罪”。教会的旧例，假若有人主张婚姻比守童贞为高，那人便得受教会的制裁，正式的要受诅咒或诃逐。有人说这是特伦托会议（The Council of Trent，1542—1563）以后才如此。但事实上此种见地，就在基督教最初发轫的时候，便多少已经有人主张过，在保罗的致各教会的书信里就可以明白看出。但无论如何，基督教的神学家没有一个不承认和未婚女子奸淫是一个“死孽”，好比“死罪”一般。西班牙著名的神学家卡拉慕夷（Caramuel）对于人性的自然与理性的要求都还能特别的顾到，他以为这种奸淫，因为在被禁之列，所以才成为一项罪孽，但当时的教皇英诺森第十一世（Innocent XI）便正式的加以贬斥。和未婚女子犯奸的行为，从此便由宗教的“孽”渐渐的世间化，而成为法律的“罪”。例如在法国，一直到十八世纪，它还是一个触犯刑章的罪名，这是法国社会学家塔尔德（Tarde），在佩里戈尔（Perigord）地方研究当地刑法的变迁的时候发见的；他同时也发见，在这个地方，不但奸淫未婚女子是一个罪名，已婚的男女和奸也是，并且不论两造的受害人有无告状的形式，所判的刑罚都很重[1]。

---

[1] 见塔氏所著《佩里戈尔地方的古犯罪学》（*Archeologie Criminelle en Périgord*），载1898年11月15日《犯罪人类学藏档》（*Archive de l'Anthropologie Criminelle*）。

英国的清净宗的教徒（和日内瓦的清净宗一样），在克伦威尔的所谓共和时代里，也学了天主教的样，把宗教对于犯奸行为的主张采进法律里去。1653年，又通过了一个议案，凡是未婚的人犯淫，两造都得受三个月的监禁。这个议案又规定已婚的女子犯奸（对于已婚的男子，则只字未提）是一种重罪，奸夫奸妇同律，都可以判死刑[1]。

这种性道德，实在是一种冒充的性道德。唯其是冒充的，所以它的作用是双料的坏。在一方面，它无异把性行为赶进了一个秘密的所在，使它愈益的不知羞耻的放肆；在另一方面，它维持着很古板、很不能动人的一套规矩，既不中听，又不中用，结果，终于把理论的道德这样东西，在常人的心目中，变做一种空洞迂阔的事物。十八世纪与十九世纪间的法国作家瑟南古（Senancourt）说："要是道德的履行可以比较省力一点的话，人类可以得到不少的好处。省力以后的功德，当然没有吃力的那般高大，但高不可攀，大而无当，试问有何用处。"[2]真是慨乎言之。近日的一位道德家爱伦·凯也说，今日之下，我们没有道德，我们只有鼓励罪恶而消灭德操的不道德，在这时候要有人为青年人讲说一种更健全的道德，而对于现存的鼓励不道德的社会不先加以痛快的贬斥一下，"这个人不止是一个傻子，而是一个比傻子更坏的罪人。"这话虽过火，却也难怪。

---

[1]　见司戈贝尔的《议案与命令》（Scobell，*Acts and Ordinances*），第121页。

[2]　见瑟南古所作《恋爱论》（Senancourt，*De l'Amour*），第二册第233页。《英国的离婚问题》（*The Question of English Divorce*）的著者"某君"以为英国的淫风虽甚，而舆论不加苛责，原因就在离婚法律古板得太没有道理。

瑟南古是一百多年前的人，爱伦·凯是近代的。两位都是新性道德的先进，而近代所谓前瞻的或理想的道德也是唯他们的马首是瞻。这种理想的道德，以前已经说过，自然总要比传统的道德和现行的道德跑得快些。

四　新性道德的酝酿

近代有一种很切实的运动，足以证明我们的性道德确乎已经渐渐走上一个新的立足点。那就是一般人对于国家干涉的婚姻与教会干涉的婚姻的态度的变迁了。不但如此，他们并且慢慢的以为，除非是有子女的问题，国家对于性的关系，不应该横加干涉。

就欧洲的民众而论，这种不欢迎国家的干涉的倾向是一向有的；他们往往让时光的过去和子女的出生来坐实这种性的关系。此种倾向并且早就在无数的农村社会里形成种种公认的风俗习惯，一面既不受外界潮流的激荡，一面也不受神学的基督教见解的制裁。但这还是比较过了时的话，若就近代而论，则此种倾向最称发达的阶级倒不是一般闭塞的平民，在他们中间，事实上已经不大存在，而是一些进步的知识阶级。马埃尔教授（Bruno Meyer）以为近代的性交，举行在合法的婚姻以外的，总要远在半数以上[1]。这话真无可非难，越是有知识，越是进步与繁荣的社会里面，此种不受法律的羁绊的倾向越是来得显著。所以就世

[1]　见马氏所作《积极性改革论的管见》（*Etwas von Positiver Sexualreform*）一文，载1908年11月号的《性的问题》（*Sexual Probleme*）中。

界的大势而言，一般人的常识已经根据了理想的道德家所指示的方向，逐渐的在那里转变，慢慢形成一种实际的道德。

近代有许多婚姻是自动的不生子女的。这种婚姻更可以示人以自由结合的种种便利，于是风气所趋，诚有如巴孙士夫人（Mrs.Parsons）所云，它已经变做“一种婚姻的进步的替代物”[1]。正式结婚的年龄的提高也是在一条路上的。它不但暗示自由结合的增加，并且告诉我们婚姻以外的性关系的各种方式，不论其为正常的或反常的，也都在那里孳长。例如在英伦与威尔士，在1906年一年里，男子的平均婚年是28.6岁，女子的是26.4岁，而一千个男子中间还没有成年[2]的只有43人，女子也只有146人，也可见加入正式婚姻者的一般年龄的高大了。就1906年以前约四十年间的变迁而论，男子的平均婚年已经展迟了八个月光景，女子的还不止此。此种倾向，在大城市里也比在乡村里要来得显著，例如在伦敦，因为在城市里婚姻以外的性结合的机会与可能性，要来得大。

要是我们把目前的平均婚年当做一种富有代表性的东西，以为就大体而论，它也就是一般的人口初次发生性结合的年龄，那就未免太迟了。德国的一位神经学界的领袖，巴埃尔（Beyer）发见迟婚与早婚一样的有许多弊病，以为就温带的人口而论，女子最相宜的婚年是二十一，男子是二十五。

---

[1]　见夫人所作《家庭》（*The Family*）一书，第351页。夫人以为若此种结合，对于人格的发展发生阻碍，那么，也未始不是一种社会的恶事。此见甚是。

[2]　指满21岁，男女一律，比中国法定的成年迟一年。

但是，在恶劣的经济状况与死板的婚姻法律之下，早婚是有百害而无一利的。在穷苦人家，它便是赤贫的一种表示。越是穷苦，越是结婚得早；他们觉得反正再穷也穷不到哪里去[1]。但无论如何，穷人早婚总是一件不幸的事。霍华德协会（Howard Association）的干事兼警厅的牧师霍姆斯（Thomas Holmes）说："许多好心肠的人劝青年男女早早结婚，免得发生他们所称的'丑事'。我认为这是绝对的要不得的，它所作的孽要比它所能防止的更大更多。"[2]

早婚也是娼妓与离婚的一个极普遍的原因。早婚的女子流为妓女的，多至不可胜数，有的名义上虽还是人家的妻子，实际上却在卖淫。至于和离婚的关系，则可以就离婚的统计推算出来。例如在英伦，上文不是说每一千个结婚的女子中间，不成年的只有146人么？但是在离婚的统计里，每一千个女子里，不成年的却有280人。此种多寡悬殊的情形其实还不止此，要知道唯有小康和富裕的人家才可以享受离婚的艳福，而此种人家的结婚年龄总要比一般人口的高得多。这样一比，早婚与离婚的关系便越发显然了。很久以前，大诗人弥尔顿（Milton）说，少不更事是婚姻生活所由触礁的一个原因。（弥氏自己在明白这一点教训以前，是付过代价的）他在文章里说："那些生活越是放浪的人，一旦正式结婚，越是能够成功，他们婚前的惹草拈花朝秦暮楚的行为，多一

[1] 瑞盎医师（Dr. Michael Ryan）在他的《婚姻哲学》（*Philosophy of Marriage*，1837年，第58—72页）里，搜罗了不少的有趣的材料，以示爱尔兰人所以早婚的理由。

[2] 见和记者的谈话，1906年9月8日的《每日史纪》（*Daily Chronicle*）。

次，便无异添一次离婚的经验，经验便教训了他们。”[1]

克拉泊登女士（Clapperton），就受高等教育的阶级而论，主张很早的早婚，以为就在学生时代，也不妨，认为婚姻生活和学业不难并行共进[2]。爱伦·凯也提倡早婚。但她也很聪明的添上一种附带的主张，就是，离婚也得方便。这是很对的，有了这唯一的附带的条件，早婚对于一般人才有可取之处。男女青年——除非具有很质朴和稳定的品性——大都不能预料他们自己的发育的途径和前途最强烈的需要，对于一个异性的人的性质与品格，也不能有准确的估量。在这种情形之下缔结的婚姻，结果虽不至名实两亡，也不免有名无实。在结婚的第二天，便向法庭要求分居或离异的女子，也就不乏其人。

欧洲社会里这种多少能够持久的自由结合，大都是只能当做一种“试验婚姻”看。虽有试验的意味，事实上却也是一种能适合一部分人心理的防卫行为。何以言防卫呢？一桩婚姻的成功，不论其为夫妇间的感情上的协调，或产生子女的能力，是事前不能预料的，既不能预料，便不妨先之以尝试，这是防卫的第一义。欧洲大多数国家的法律，对于离婚的条例是十分古板、十分陈旧的，凡是正式加入婚姻关系的人，往往进得去，出不来，即于婚后发见严重的错误，也往往不能用离异的方法来加以纠正。这种近乎陷阱式的婚姻，又谁愿贸然加入呢？这是防卫的第二义。所以这种试验婚

[1] 这一番话不过是姑且引来，以示婚姻太早的危险，本身固不足为训。——译者

[2] 见女士所作《科学淑世论》（*Scientific Meliorism*）第十七章。

姻，可以说是谨慎与远见的心理所要求出来的，远见既是一种和文明一起增加的东西，我们并且可以相信此种婚姻的频数和社会对它的态度，前途一定会有并行共进的发展。要叫它们不发展，前途唯一的方法是根本修改欧洲流行的婚姻法律，务使正式婚姻的解散，在经济上与手续上和自由结合的解散同样的方便。但这是做不到的，因为法律的形成总要比舆论和习惯来得迟缓。

五　婚姻的自由与性道德——实例一

不过，倘若我们用远一些的眼光来看，可知这种自由婚姻的现象，虽和近代的状况有些特殊的因缘，实在也是很古老、很普遍的。在教会开始推行宗教式的婚姻以前，我们至少在欧洲所看见的便是这种婚姻。所以倘若我们认为今日的自由结合便是欧洲旧日的私家婚姻的余绪，实际上也没有什么不可以。

和试验婚姻的习惯的性质相同而程度上多少有些分别的，便是一些婚前的男女相悦的风俗。有的地方容许男女可以在一处过夜，大抵除了性交以外，其余的亲密的行动是在所不禁的。在欧洲的地面上，除了那些因为和外人接触而社会组织已经不大固定的地方以外，大都还保留着此种所谓“夜挑”（Nightcourtship）的遗风。在条顿与开尔特民族里，这种遗风尤其是显著，在它们的语言里，便可以找到不少的证据，例如probenächte（试验行为）、fensterln（抓窗）、kiltgang（捉忙）、hand-fasting（拉手）、bundling（和衣共睡）、sitting-up（坐守）、courting on the bed（床上挑逗）等等。在威尔士，这种风俗是大家知道的；在英伦州县也是如此，例如柴郡（Cheshire）；十八世纪的爱尔兰也有，见杜威斯（Richard Twiss）所作的游记；在美国的新英伦，这种风气叫做tarrying（逗留）；在荷兰，又叫做questing（追求）。在挪威，因为男女两家相去很远，不能没有长距离的跋涉，所以便叫做night-running（夜奔），有人告诉我这是一种很普通的风俗，教会虽加以禁止，也没有用。此种风俗的内容是这样的，女子穿上好几套的裙子，然后就寝，男子便从门外或窗外进屋和她同睡；他们可以谈上一夜的话，除非当夜这女子有了孕，他们是不一定要结为夫妇的。

瑞斯（Rhys）和勃林摩琼斯（Brynmor-Jones）合著的那本讲威尔士民族（Welsh People，582—584）的书里有一段很有趣的专讲“夜挑”的话，并且引了不少的参考资料。至于德国，则读者可以参考的书也不少，例如鲁德克所著的那本《公德史》（Rudeck's ,*Geschichte der Offentlichen Sittlichkeit*）146—154页。读者对于试验婚姻的一般的事实，更不妨参考卜德（M. A. Potter）的著作[1]。

在英国乡间，自由结合，也是很寻常的，甚至于可以说是很普遍的，但此种结合，在生育子女前后，便变做合法的正式的婚姻。即使没有子女，只要双方满意，也可以变做正式的。在有几个州县里，据说乡间的妇女大都是先和男子发生性的关系，然后再履行正式的婚姻；她最后嫁的也许就是第一个经过尝试的男子，也许不是，而是再三试验与选择后的一个。这种婚姻的结果，就大体而

[1]　《苏拉伯与露斯登》（*Sohrab and Rustem*）第129—137页。

论，总要比普通的好些。身历其境的女子事前既有所准备，知道婚姻是什么一回事；并且也有所比较，因而不至于上当；同时她也不会有一种妄生希冀的心理，以为要是她不嫁这个男子，前面也许有更好的男子，供她的选择。这种婚姻还有一个特点，就是，即使在生育子女之后，还不去觅取法律的承认，也不一定会引起什么道德的贬薄。在斯塔福德郡（Staffordshire）有几处地方，向来有养子而后嫁的风俗，但虽有此“陋”俗，据说那些地方的妇女都是“很和气的邻居，很勤俭和富有情感的贤妻良母”[1]。

德国埃尔哈特博士（Ehehard）有一次说：“社会的下层阶级，尤其是农民，比我们更明白了解婚姻的基础不是别的，而是衾裯之好。所以他们便始终保留着那试婚的原始习惯。但在上流阶级里，此种习惯，在中古时代以后，便没有了。这种结合还有一个好处，就是没有生育，便不算成立。试验的婚姻还有一个假定，就是对于处女，虽也看重，却不过火。”[2]讲起处女的价值这一点，我们在此不妨添一笔说，世界上也有许多地方，认为婚前有过性交的女子要比没有过的更要来得名贵[3]。我们一面承认处女性确乎是女子的一种性的诱力，有相当的天性的根据[4]，但一面也以为要是一个人太把它看重，那人便犯着一种性的乖戾，

---

[1] 伯登的《罗圣之城》（Burton，*City of the Saints*）附录四。

[2] 《婚姻改革的我见》（*Auch Ein Wort zur Ehereform*）一文，载《性与社会》（*Geschlecht und Gesellschaft*），第一年，第十篇。

[3] 同741页注[1]所引书，第163页以降，可作参考的一例。

[4] 参看《羞涩心理的演进》（*The Evolution of Modesty*），《性心理学研究录》第一集。

叫做“童淫狂”（paidophilia）的相近，所谓童淫狂，就是一种对于儿童所发生的性的欲念。

在小一些的而生活的调节不很圆满的社会，遇有大批的婚姻生活习惯不同的客民移到，这种试婚的风俗便有解体的危险。此种客民，因为习惯不同，往往把试婚与娼妓的乱交混为一谈，及至自身采取试婚的办法，又往往不能善始善终，负从事此种办法者所必得负的责任。在英国波特兰地方（Portland），有一种所谓“岛上风俗”，就是，一个女子，在未嫁以前，即和她的爱人同居，到怀孕后才正式成婚；在同居的时期里，女的对男的是绝对的不怀二心的；但设久而不孕，二人便可以商量，以为彼此恐非佳偶，留恋无益，最后也许就决定分手。这种风俗在十九世纪前半还很通行，在通行的时期里，地方上好久不曾有过私生子，也难得有不生育的婚配。但到了波特兰的石业发达以后，采石的工人大批的从伦敦移来，此种工人一面坐收“岛上风俗”的权利，一面却不肯尽义务，即于女子受孕以后，绝口不言婚姻，或去而不顾。于是这种风俗便行不通，不久就消灭了[1]。

但设我们把观察的范围放大一些，可知以自由结合始而以正式婚姻终的男女关系实在并不限于乡村社会。五十年前，笛不瑞（Després）说，在巴黎，在普通的市区（Arrondissement）以内十桩婚姻里，总有九桩是由自由结合转变而成的；不过这是平

[1] 参看布洛克《现代的性生活》（Bloch，*Sexual Life of Our Time*），英译本，第237页上译者的小注，及小注中所引赫金斯《陶色地方的历史与古迹》（Huchins，*History and Antiquitics of Dorset*）一书（第二册，第820页）中的话。

均数，在少数的区域里，十桩里只有三桩是这样的[1]。即在今日的巴黎，此种情形还是很通行，有人说，至少有一半的婚姻是以自由结合开始的。

在条顿民族的国家，自由结合的风俗是很古老、很有根柢的。例如在瑞典，爱伦·凯就说，大多数的人口的婚姻生活就是这样开始的。大家都觉得这种办法是有利的，“婚后的忠贞与婚前的自由是同样的伟大”[2]。在丹麦，也有类似的情形，有许多的儿童是在它们的父母正式成婚以前便已成孕了的[3]。

六　婚姻的自由与性道德——实例二

在德国，有两宗事实可以证明此种自由结合的普通，一是私生子之多，在柏林为17%，在有几个城市里，还不止此；二是婚前受孕的数目，差不多要占婚姻全数的一半，有时候且超出一半，而成为大多数。例如在柏林，合法的初生子中，在婚前成孕的要占到40%以上，而在有几个以农业为本的省区里（私生子之百分数并不高），受孕后再履行结婚手续的婚姻，在百分数上要比柏林的高得多。德国农村社会的状况，几年以前，曾经有一个路德会牧师所组织的委员会，特别加以调查，调查的结果具载《德国的性与道德的关系》那两大本调查录中（*Die Geschlecht-sittliche*

---

[1]　《巴黎的娼业》（*La Prostitution à Paris*），第137页。

[2]　《恋爱与婚姻》（见804页注[1]），第123页。

[3]　见介德根（Gaedeken）引罗平与微士德卡特（Rubin and Westergaard）所为文，载734页注[1]所引刊物，1909年2月15日出版的一号。

Verhältnisse im Deutschen Reiche），极有参考的价值。在汉诺威（Hanover）这调查录便根据大多数熟悉当地情形的人的见地说，婚前性交是一种通例。至少，在婚前有一度的刺探、尝试，是一种理有固然的准备，毫不为奇的，好比买一只猪，谁又愿意连袋都买了而不拿出来看看呢？在撒克森（Saxony）境内，也有同样的情形，据说，要寻一个女子，在婚前没有性交过，或婚前没有生过头胎的子女，或至少头胎的子女是在婚前成孕的，是很不容易的。一个女子要证明她的价值，配做人家妻母，似乎是非如此不可。一位牧师调查到此种习惯时，便有人对他说："你出一个铜板，买一支小笛子，也得先试一下子呀。"在什切青城（Stettin）四围的十二个乡区里（一起也不过二十多个乡区），婚前性交是一个公认的风俗，至少也是很普通的，舆论不是熟视无睹，便是并不加以严重的指摘。有几个乡区里，婚礼的举行，往往在初次成孕以后。在但泽（Dantzig）附近，据路德会委员会的报告，在调查到的例子之中，约有半数以上是在婚前行性交的，但得胎与婚礼并没有什么一定的先后连属关系。当仆妇的未婚女子，十九是有恋人的，所以乡间大户人家雇用女仆的时候，有时便对她们说明，她们在晚上或夜间尽可以自由活动。这一类的情形，据熟悉的人的观察，对于婚后的贞操，是很有帮助的。又有一位专家在文章里说，德国的乡间女子有她自己的房间，她可以自由接待她的恋人；即使牺牲色相，也算不得一件大的羞耻。以处女的资格加入正式婚姻的女子是不多的（尤其是在巴登），但对于这种女子，舆论是加以保护的，舆论所欲指摘的不是婚前的性交，而是不负责任的性交，即性交成孕后男子不负婚

姻的责任。比起法国和意国的女子来，德国女子在婚前似乎是不大贞洁；但这位专家后来又添上一句说，婚姻以后的贞洁，却似乎要稍胜一筹[1]。

有许多人见了德国的这种现状，以为它们是一种新奇的现象，并且是民族颓废急转直下的一个标识。但事实上并不如此。在此我们便不妨把德国天主教神父的经验接受下来做一种论证。天主教有教徒认罪的习惯，神父便是听取认罪的话的人，所以他们的经验应该是可靠的。有一位上了年纪的巴伐利亚的神父说[2]："在讨论道德的会议席上，我们常听见人家说'世风不古，道德沦亡'一类的话。这种话究竟对不对，我们姑且不管。就我个人的阅历而论，我在年青的时候所听取人家招认的种种罪孽，和在我现在年老的时候所听取的，至少是一样的多和一样的严重。民众的道德，这几十年以来，实在并没有多大变迁，既不加进，也不减退。但我们以为都市里的不道德已渐渐的向乡村散布，使和都市同流合污，那却是一个错误。大家总把已往的乡村称道不衰，以为它是天堂一般的贞洁地方。我却看不出这一点来，我并不是说乡村民众如何的不道德，但据我多年的经验而言，我可以说至少就性的生活而论，乡村与都市之间，实在并没有什么分别。我生平司铎或耳目所及的市乡牧区在一百以上，有的在山中，有的在平原，有的是瘠土，有的是沃土，所处的地域虽大有不齐，但是道德与不道德的情形，却到处如出一辙。到处的人品，也是一样的整齐或不整齐，所不同的，乡间

[1] 迈埃尔《日耳曼民俗》（E. H. Meyer，*Deutsche Volkskunds*），1898年出版，第154、164页。

[2] 同742页注[2]所引刊物，1907年，第二集，第一篇。

的教徒往往要比城里的好些罢了。”

就当代的人一生的见闻，而论德国的性的习惯，诚有如这位神父所说，没有多大分别；但就现代的情形和近古的相提并论，分别也许就要比较显著，而“世风不古”一类的话也就可以一说。但若我们更进一步，把现代的情形和条顿民族初期的经验比较一下，我们又可以得到一种大同小异的结论，两者所由同的因缘纵不一样，而不同的因缘所造成的相同的局面则一。这是一位研究亚利安民族史源研究得最深的学者施拉德尔（O. Schrader）的见地。施氏在他的《实用辞典》（*Reallexicon*）里[1]说，日耳曼初期的历史，我们总是根据塔西陀（Tacitus）的著述，如以塔氏为据，则严格言之，可知当时所称的妇女贞操，是指着两件事：一是婚后的用情专一，二是娼妓的不存在。施氏补笔着说，读了塔氏的话，又根据最早的史迹，可知古日耳曼女子在婚前不讲求贞操的一点，是可以无疑的。这一点，因为旧日古典的作家总喜欢把北方民族，加以理想的粉饰，所以便被遮掩过去了。

统观上文，可知古往今来日耳曼作家所称道弗衰的“日耳曼人的德操”，事实上并不一定指他们对于贞操一事，有什么特殊的注意。罗马史家塔西陀的作品里，有一段被后人引征得比任何旧书为多的话，这一段话，虽然看去，似乎是很替初期的日耳曼人的贞操说话，其实不尽然。他申说日耳曼人的春机发动期要比较的迟缓，又说他们对于不忠贞的妻子处罚得极粗暴。这两点原是事实，但塔氏那种写法，又似乎暗示着日耳曼人是很讲贞操的。其实呢？塔氏

[1]　“贞操”条下。

是一位史家，也是一位善于讽刺的道德家，他的作品便用这种身份来写的，他表面上虽替日耳曼野蛮人的德操说好话，并且有时候说得很响亮，实际上却欲借此对于当时习于犬马声色之好的罗马人，下一个针砭。读者如不察底蕴，便不免上当了。其实后来的史家也往往有同样的可以淆乱视听的笔法，基尔达士（Cildas）叙述撒克逊人征服不列颠以后的种种情况时，便兼用史家与宗教家的两重身份。又如萨尔维恩（Salvian）描写第五世纪高卢人的淫恶，也不免用同样的道德眼光看，以致所描写的未必尽为真相[1]及[2]。

七　婚姻的自由与性道德——实例三

俄罗斯人性习惯的自由与容任是很有人知道的。有一位和我保持通信关系的俄国朋友告诉我说："俄国风俗崇尚自由主义，所以青年男女能享受完全的自主。男女青年之间，彼此可以独自探望，彼此可以相偕同行，可以在任何时间分手回家，虽夜深亦无禁忌。他们行动的自由，和成年人丝毫没有分别；所以有的便借此讨论政治，有的便相互爱悦。他们读书也很自由，要什么，便获得什么；我认识一位女大学生，我某次在她的桌子上便看见一本《社会科学原素》，在当时是一本禁书；这位女学生是和她的姨母同居的，但她自有她个人的房间，只有她的朋友可以

---

[1]　《罗马社会》（*Roman Society*）一书的作者迭尔（Dill）有此见解。

[2]　条顿民族的信仰与风俗颇利于性自由的发展，一部分的证据我以前讨论《性的时期性》（*Sexual Periodicity*）时，曾加以征引，见《性心理学研究录》第一集，又吕迭克所著的书（1897，第146页以降）亦有征引。

出进，姨母和其他戚属是不进去的。她自己的行动，不用说，也是很自由的，不受什么时间上的拘束。许多别的女大学生也是这样，虽和家人同居，却和独居无别。但在意大利，情形就很不一样，女子的行动是不自由的，既不能独自出行，又不能单独接待男友，假若在婚前和人发生性交，她就不免'一失足成千古恨'，不免'名誉扫地'，这又是和俄国不同的。"[1]

俄国性关系的自由，除了一部分为古代习惯的遗留而外，大半和离婚的困难也有些因果的关系。已婚的男女不能离异，只好彼此分居，分居以后，便各寻比较合式的配偶，不再履行什么法律的手续。但在1907年间，此种法律上的缺陷曾经一度补正，离婚的条例规定只要双方同意，并且在分居满一年之后，便可以离婚，这比以前要自由合理得多了[2]。

近年以来，俄国受教育的男女青年中间发生了一种性的放纵运动，这种运动虽和古代相传的自由的习惯不无相当关系，但究竟不能相提并论，因为它的由来，是另有一派直接的因缘的。在十九世纪的末年，俄国有精力的青年男女都忙着干政治革命工作，此种工作需要很紧张的心理上的努力，对于性的活动，自然不能兼顾。同时，革命工作是一种出生入死的工作，在生命朝不保暮的当儿，谁还有心顾恋到性的活动，即使有心，也未免和革命的精神太不符合。因此，便产生一种禁欲的倾向。但到了二十世纪初年，革命工作暂告停止，而停止后的青年精力，便有很大的一部分向性

---

[1] 参看736页注[1]所引刊物，1908年8月号，第506页。

[2] 《性与社会》（见742页注[2]）号外，第二册，第五种，第145页。

问题的方向转去，始而不过表示浓厚的兴趣，终乃从事于放任的性的活动。男女学生“自由恋爱”的结合，于是便应运而生，到处皆是。亚戚巴谢夫的那本小说，《沙宁》（Artzibascheff Scheff, *Ssanin*）对于这种放浪运动的促进，有很大的影响。这一种运动，尤其是那走极端的一部分，恐怕是不能维持很久的[1]及[2]。

但俄国性自由运动的根据，实在比上文所说的要深得多；这种运动，不但在都市里的受教育的青年中间可以遇见，即在穷乡僻壤也往往而有，因为它是和古代的习惯有联带关系的。

八　婚姻的自由与性道德——实例四

这一类有久远历史的性的自由，能够在像日耳曼与俄罗斯一类的坚强有力，奋发有为的民族中发见，确乎是很有趣的一件事。我们始终说“性的自由”，而没有因袭着一部分的看法，把它叫做“不道德”，因为凡属和一个民族的风俗习惯已经打成一片的东西，我们决不能看做不道德，尤其是要是我们明白道德一词的来源就是风俗习惯的话（见本篇721页）。我们如今要更进一步的观察

---

[1]　参看达亚《俄国的性运劫》（Werner Daya, *Die Sexuelle Bewegung in Russland*）一文，载《性科学期刊》（见733页注[1]）1908年8月号；又1909年1月份《国际私法杂志》（*Journal du Droit International Privé*）中所载《俄国的恋爱结合》（*Les Associations Erotigue en Russe*）一文的大意，曾经同年2月份的《思想杂志》（*Revue des Idees*）转载。

[2]　俄国性自由运动，自1917年革命成功以来，早已告一段落，详见最新出版的哈雷女士《苏俄的妇女》（Fannina Halle, *Woman in Soviet Russia*），第五章到第七章。——译者

一两个新兴的民族，看它们有没有此种自由的习惯的发生，或有没有把旧习惯重新恢复的倾向。这种观察也许更要见得有趣。我们姑且举澳大利亚和新西兰的两个例罢。在这两个新兴的国家里，此种习惯的发生也已经有相当的历史。在三十年以前，凡是从英国到澳洲的人，都感觉到性的自由是很公开，很受人容忍的一件事，其实此种情形以前早就如此。至于究于何时肇始，我们虽不能确指，但大约当在澳洲文化向着自觉的途径开始发展以后。诺士戈德牧师（Rev. H. Northcote）是在澳洲住过多年的，他说："经过一番仔细的探讨以后，作者发见近年以来，在澳洲的有几个部分，婚姻以外的性交确乎有增加的趋势。"[1]澳洲统计界最大的权威，科格伦（Coghlan）在不多年前出版的那本《新南威尔士的生殖情形》（*Childbirth in New South Wales*）里，更明确地说："婚前成孕的生殖，究属普遍到什么程度，以前是不大知道的，现在却是完全调查明白了。在新南威尔士，在六年之间，婚姻的总件数是49 641，其中却有13 366件是于婚前便成孕的，即100件婚姻中，有27件是在成孕后才举行婚礼的。在同一时期内，私生子的出生数是14 779，以此和婚前成孕的件数相加，可知未婚女子的成孕总件数是28 145；此数之中，既有13 366件是得孕后即成婚的，所以实际上100个私生子之中间，便有47个以上是半途取得了法律的认可的。这一番数字的研究，更可以叫我推想到有一大部分的婚前性交，并不以婚姻为目的，也不是先有婚姻之约，才发生性交的关系，乃是

[1]　《基督教与性问题》（*Christianity and Sex Problems*），第八章。

既经成孕，事实不能不出诸于婚姻的一途。”[1]科氏说“不能不出诸婚姻之一途”，显而易见此种婚姻是有强迫性的，既出诸强迫，可知在道德方面，是不大健全的，并且也反映着当事人的责任心也有问题。

这一类事实的存在，而所在的国家又不是别的，而是一个很年轻的国家。就事业的兴旺、民智的开通、公德心与责任心的发达而论，可以说比任何白种人的国家要高出一筹——岂不是可以教我们深长思考，而对于所谓开明的性道德所趋的方向，不也可以得到一些暗示么？

九　自由婚姻与女子的地位

有时候听人家说，或至少旁敲侧击的说，这种自由的运动里，女子是被动的，主动的完全是男子，而男子之所以发难，目的是在躲避婚姻的责任。这话和事实差得很远。

在路德会各牧师的很详细的调查报告里，他们再三提到德国女子在性的活动中的自动的能力。在但泽一带，据说“年轻女子献身给男子，甚或引诱他们，使堕入壳中”。军队的调动与驻扎，往往是乡间淫风发达的一大因缘，“但此中责任并不全在兵士的身上，大部分的责任还应该由乡间的女子自负，她们瞧见个把士兵，一半的心神就入了疯狂状态”。这是从德累斯顿

[1] 参看普威士（Powys）在《生物量学杂志》（*Biometrika*，1901—1902年，第一卷，第30页）上所发表的文字。

（Dresden）一带得来的报告里的话。就德国东部的大概情形而论，这报告又总括的说："青年女子的淫荡并不亚于青年男子；她们实在极愿意被人诱入奸情；成熟的女子往往肯和半成熟的男子勾搭；有的女子往往连一接二献身给好几个男子。诱奸的主动人物不一定老是男子，女子也不在少数；她们不一定老在自己屋子里守着，静待男子的来到，却往往先到男子的卧处睡下。女子对于性交的兴趣既如是其大，所以便有许多人相信，在这一带的女子中间，到16岁以后，便找不到一个处女，这一点虽无真实的统计，但知道了这一带的大概情形以后，也就不觉得骇人听闻了。总之，在乡间的工人阶级里，不贞操的现象是很普遍的，而男女之间，究竟谁的成分大些，倒也难分轩轾。"[1]

在知识阶级的女子中间，情形当然有些不同。行为上的限制，不论发自内心的或外加的，要比乡间女子多得多。处女的形式，至少在生理方面，总是保持着的，并且往往保持到很大的年纪，即使有错失，以至于不能保持，她们也必多方的加以掩饰，那方法之多和周密，是乡间的劳力女子所万想不到的。但是把假面摘去以后，基本的倾向还不是彼此一样。就英国而论，毛迭穆（Geoffrey Mortimer）说得很对：婚姻以外有性的经验的女子，无论其为（一）用心专一的一种或（二）因欲性发达、不畏人言因而不求专一的一种，"在数量上实在比我们所猜测的要多得多。在任何社会阶级里，总有一些挂名的处女。有的名义上守身如玉，从没有接

[1] 《德国的性与道德的关系》（*Die Geschlechtlichen-sittlichen Verhältnisse im Deutschen Reiche*），第一册，第218页。

近过男子，实际上却已生过孩子，甚或不止一个；但大多数都能采用节制生育的方法。在外省市镇上悬壶的一位医生对我说：在他的区域以内，此种不规则的男女关系实在是一个常例，而不是例外。”[1]在德国也有类似的情形，有一位女医师，亚当雷曼夫人（Frau Adams Lehmann），在德国抗拒梅毒会的工作录[2]里说：“至我诊察所里来的未婚女子，三十以上依然是处子的，我可以说是很少。”她又补一句说：“这些女子是有眼力的，很勇敢，很真率，往往是女性中的铮铮佼佼者。我们应当与她们以精神上的援助，她们正为着一个新的时代努力迈进。”

常有人说，目前此种废除仪式，非到万不得已决不举行的倾向是很不幸的，因为它对于女子的地位很有妨碍。目前的社会环境既以无仪式的婚姻关系为有乖风化，这见地当然是不错的，但同时我们也可以反过来说，要是社会舆论对于正式的婚姻确能拥护的话，它也就会供给一种动力，使以自由结合始的，都以正式婚姻终，那也就没有多大的妨碍。总之，妨碍之来，是由于社会的视听，而不由此种倾向的本身，假若本身会产生妨碍的话，则自由结合的风气，便决不会像今日之盛。且就熟知此种风气的人所告诉我们的种种事实而论，可知此种不斤斤以仪式为重的结合，对于女子的地位反而能多加体贴，并且甚至于对于双方的忠贞与婚姻生活的寿命，也有帮助。这样一个结论似乎是到处可以成立，初不限于任何阶级

[1] 《人的恋爱的几章》（*Chapters on Human Love*），1898年出版，第117页。

[2] 载在《性教育学》（*Sexualpädagogik*），第271页。

或任何种族。这其间也许有相当心理事实的根据，一样做一件事，自我发动做的兴趣大，奉了别人意旨做的不但兴趣要小，日久且不免引起厌恶反抗。至于婚姻的仪式究属有没有自然的事实做依据，究属有多少，那是另一问题，将来别有讨论的机会。

自由结合对于女子要比带有强制性的仪式婚姻为有利，我们还可以举一两个例证。在伦敦的工人中间，这是早经承认的。婚前即发生性关系的例子，在他们中间并不希罕，社会对他们也很宽恕。布思（C. Booth）的那本巨著，《民众的生活与劳作》（*Life and Labour of the People*）的最后一册里（41页），便有这样的一句话："甚至于做粗工的工人，据说也是若和早就同居的女人结婚，结果最为圆满。这种见证特别的可以叫人发生深刻的印象，因为说话的人当时并没有什么推求结论的意识，所以丝毫没有罗织成谳的嫌疑。"在这最后的一册里，作者又引一位牧师的话说："这些男女，要是不正式结婚，便可以凑合着相安无事，但若一旦结婚，结果似乎总不免恶声相向，拳足交加。"

也许有人说，这种比较良好的结果并不是自由结合本身自然而然所产生的，它并不是自然法则的行使的表现，乃是大城市与文化中心的道德势力所影响而成的。文化中心的道德势力极大，所以就是在合法的婚姻制度以外的人，也能被其泽惠。姑不论这见地对与不对，我们至少认为是可以搁置一边的。因为不在大都市里，不在文化中心里，我们也发见同样的情形。例如在牙买加（Jamaica），岛民大多数是黑种人，高度文化的影响在那里是可以说没有的；不正式的婚姻自然要比伦敦还要来得多，即生了子女，岛民也大都不用婚姻的方式使他们取得法律的地位。以前地方上组织了一个委员会，来研究本地的婚姻法，据他们调查所得，五分之三的婴儿是私生的，这就无异说，法律上的所谓私生，在社会上已无所谓不道德，因为早已成为大多数居民公认的一种风气。男子对于法定婚姻的衰歇，很表示赞成，因为他们发见自由结合的女子管家要管得好些；女子对它也不可惜，因为她们发见自由结合的男子要比较靠得住，比较不会有外遇。这些事实，李文斯东在他那本很有趣的《黑的牙买加》（W. P. Livingstone，*BLack Jamaica*，1899年）里，叙述得很清楚。他说，当地的民众承认"男女两人彼此以忠诚态度同居，便是婚姻"（210页），他们又说："他们是结婚了，但并没有劳牧师的法驾。"[1]他们所以不赞成法定婚姻的理由之一，是他们很不愿意出那笔取得官家准可的手续费[2]。往往有过了一二十年，子女已经成人以后，他们才补行正式的婚礼[3]。在牙买加和其他类似的地方的这种情形，还有一个有趣之点，就是女子的地位特高。上文所引的李文斯东说："农民中间的女子到现在还是几乎完全不倚赖男子，在体力与智力上，她们往往比男子强。"（同书，212页）男子的好歹是不能预料的，也许前途会变做一个坏蛋，不但不能帮忙，反而添一沉重负担，所以她们便不愿意太倚赖他们，以致太受牵制。但凡属自由的结

---

[1] 原文作"Married but not Parsoned"，无法直译。——译者

[2] 在南美洲的委内瑞拉国（Venezuela），大多数的婴儿也是正式婚姻以外的产物，据说最大的理由并不是道德的荡驰，而是怕出那一笔正式婚姻的费用。

[3] 据德罗（Hugues de Roux）说，在非洲阿比西尼亚（Abyssinia），民众信奉基督教，而认婚姻是一件能结而不能解的行为，但因为费用太大，大家总要等到中年以后，老年快来到的时候，才举行婚礼。见《性的问题》（见前），1908年4月，第217页。

合，也不致中途离散。但若一旦经过法定的束缚，婚姻生活就会渐渐的不容易忍受，终于不免彼此仳离。可见婚姻偕老的保障并不在法律，而在“彼此的相爱与相忍所造成的一种局势”（李氏书，214页）。但此种情形，晚近也有改变的趋势，在宗教与社会势力的制裁之下，牙买加的民众已逐渐的切心于接受所谓“冠冕的”性关系的种种观念，那就很可惜了，因为参考李氏在上文所说的话，可知“冠冕的”观念一多，真正的道德也许就不免减少。但即就牙买加原有的情形而论，李氏以为也有美中不足的一两点，就是不道德的男子很容易躲避他的做父亲的责任，推原其故，是因为法律没有规定，把父亲的姓名登记在出生证上（同书，256页）。在任何私生率占半数以上的国家，这一点，就是把父母的姓名登记在出生证上，是万不可少的。所以牙买加政府在这方面的失察，是很难原谅的，不费挥手之劳，他们便可以使“每一个婴儿有一个法定的父亲”（李氏书，258页），但是他们却没有办。

根据上文所叙的一切，可知在今日之下—— 一半因为经济的原因，一半也因为文化过程中更深邃的种种趋势，我们已经进入一种新的境界，在这境界以内，女子一方已经往往能超脱以前的法定的性关系的束缚，而男女两方，即使缔结法定的性的关系，也大都能维持他们各个的独立性，讲起澳洲的土人，克尔（Curr）说：“在白人未到与原始的风俗未崩溃以前，我从没有听见过一个女子过了16岁还没有丈夫的。”[1]在今日的欧洲，在比较偏僻的地方，也还

[1]　野蛮民族与半开化民族中，几乎没有独身的现象，证据甚多，可参考的文字亦不少，例如韦斯特马克的《人类婚姻史》（*History of Hunan Mariage*）第七章。

有同样的情形。这些当然谈不到这个境界。但是在富庶一些，比较富于活力、善于进取的国家，情形便大不相同。不但结婚结得迟，并且一部分的男子，和更大的一部分的女子（在一般的人口中间，女子原比男子为多），始终不走上婚姻的路[1]。

十　女子地位与历史倾向一——母权论平议

大批的成年女子不走上婚姻的路，他们纵有性的关系，也不受国家和舆论的承认，并且这种人数一天多一天，这当然有它的严重的意义，值得我们加以推敲。但在推敲以前，我们不妨先把历史上对于女子的身份有密切关系的两派倾向，先约略温习一遍。这两派倾向，一主张两性的社会平等，一主张女子的社会服从，到现在还都在西洋人中间活动。无论在行为方面或见解方面，用实际道德的立场或用理论道德的立场，来追溯这两派倾向，都是不难的。

有一个时候，学术界流行着一种见解，以为在人类社会生活的初期里，在父权时代确立以前，另有一个“母权”的时代，在那时代里的女子不但不受男子的庇护，并且有极高的权力[2]。五十年

---

[1]　例如法国有不婚的女子二百万，比利时有全数女子百分之三十，德国有时候高至百分之五十。

[2]　这种见地，如其完全从生物学的立场来看，也不能说没有理由，因为在所以绵延种族的性的功能上，女子的名分似乎比男子要大许多。步虚（D. W. H. Busch）在八九十年前就说：“要是我们完全从体质方而来看性的本能，不但女子不能算作男子的资产，而且若把男子当做女子的资产，理由反而要来得充分。”见《妇女的性生活》（*Das Geschlechtsleben des Weibes*），第一册，第201页。

以前，德人巴霍芬（Bachofen）便是此种见解的最有力的说客。他读希腊史家希罗多德（Herodotus）的著述以后，在小亚细亚的古吕西亚人（Lycians）中间发见了一个最可以代表的“母权”的例子，因为希氏说，吕西亚人从母受姓，也因袭母的身份，而不从父，不因袭父[1]。巴氏相信这一类的民族是“女子政治”的[2]，治权是在女子的手里。这种见地，尤其是像巴氏的那种说法，到现在已经不能说有多么大的力量。至于从母受姓的习惯，即所谓母系的制度，确乎在有一个时代是很普遍的。但我们很早就知道，系虽从母，一族的治权却不一定在母亲手里，往往在各式公权的制度里，我们可以找到母系的同时存在[3]。巴氏的说法虽去事实太远，近年以来，一部分见地，却又走了另一极端，把母系制度下女子分有应得的权利否认一个干净。这当然又是和事实不符的，即使没有事实做依据，理论上似乎也太不近人情。苏门答腊（Sumatra）的所谓“恩比拉那克”（ambilanak）式的婚姻，我们就不妨拿来当做母权制度的一派，在此种方式下的婚姻，男子住在妻子的家

[1] 见希氏史书，第一册，第一百七十三章。

[2] 按：这里所说的“女子政治”或“女治”，英文为 Gynaecocracy，“女治”和“母权”（Matriarchy）程度上很有一些分别。“母权”的社会，民族学上还可以找到一些资料，但“女治”的社会，便几乎完全没有。巴霍芬一班人的错误就在根据了一些母权的零星资料，来树立一个“女治时代”的学说。——译者

[3] 系属和治权事实上是截然两事，早经达而恭在他的《母权与父权》（L. von Dargun, *Mutterrecht und Vaterrecht*，1892年出版）上说过。韦思特马克虽以为施丹麦兹（Steinmetz）并没有绝对证明在母系制度之下，夫权一定会减少，同时却也可以为假若一个丈夫住在妻子的家里，他的权力多少要打些折扣。见724页注[1]所引书第一册，第655页。

里，虽不付什么代价，地位却是属体的而不是主体的。古吕西亚人的实在也就是这种制度，据希罗多德的那种写法，我们万难断定它有女子政治的意味[1]，我们却知道，小亚细亚一带的妇女古时候全都能享受优良的待遇和高度的权利，初不独吕西亚的女子为然，这一点我们在基督教初期的历史与文字里还可以找到一些痕迹。母系的制度确乎能够提高妇女的身份，我们在古亚拉伯的“比那”（beena）婚制里可以找到一个更显明更清楚的例子。在“比那”婚制之下，女子的地位和普通买卖婚姻制下的大不相同。买卖婚姻制下，女子多少有些货物的意味，多少要受人的作践，但在“比那”制下便不然，女子是帐幕和一切家庭财物的主人，有了财主的身份，有了不必依傍丈夫的自由与能力，她的尊严也就提高了[2]。

原始时代从母得姓的倾向还可以叫我们联想到一点，就是原始的人类未尝不承认，在生殖的作用上面，母亲的力量要比父亲为大。既联想到这一点，我们便不由不想到原始文化里的另一种的倾向。就是，在神道的崇拜里，女神的地位要比男神稍胜一筹。女神的地位既比男神为崇高，则女子的地位决不至于比男子为低，似乎是一件势所必至的事。原始的妇女往往和宗教的职司

[1] 同759页注[2]。

[2] 见史密斯的《古阿伯伯的氏族与婚姻》（Robertson Smith，*Kinship and Mariage in Early Arabia*）；弗瑞泽尔在1886年3月27日的《学院杂志》（*Academy*）里也以为非洲阿比西尼亚（Abyssinia）北境的半色米底人（Semiti），因为没有经历过回教的富有革命性影响，到今还保留着一种婚制，和“比那”婚制十分相像，但此种婚制同时也包括一些另一种相反的制度的遗迹，这种相反的制度，在史密斯的书里叫做“巴尔”（Ba'al）婚制，那就是一种以女子为财产的买卖婚了。

有重大的关系，原因也就在于此了。在澳洲中部的各部落有一种共同的传说，就是，以前举行宗教仪式的时候，女子的名分原是很大的，到了后来，才几乎完全变做男子的职司；但即在今日，至少有一个部落似乎还保守着不少的以前的习惯，宗教仪式里依然有女子参加；可见那共同的传说是不为无据的了[1]。其实在欧洲也未尝不如此。开尔特民族以及地中海各民族的原始的许多神道，在基督教来到以后，虽全都退居不清楚的背景里去，但同时退避而隐约之间，女神的影子要比男神的摇晃得大[2]。爱尔兰民族是以保守著称的，古代的习惯与传统思想至今还存留得不少，女子的地位也就比别处要高出许多，无论婚前婚后，她都享受不少的自由。他们说："每一个女子可以走她自己愿意走的路。"爱尔兰女子在婚后的地位和离婚的自由，都要在基督教教会以及英国的习惯法所许可之上[3]。母系的制度对于女子的地位，有特殊的良好影响，初看似乎不容易承认，但我们要知道，就在最与女子不利的文化环境之内，女子对于男子，往往能行使很大的压力，使男子轻易不能以横暴相加，不利的环境之下尤且如此，何况有母系制度的帮衬呢？[4]

---

[1]　见斯朋色尔与格林合著的《中澳洲的北方部落》（Spencer and Gillen，*Northern Tribes of Central Australia*），第358页。

[2]　见瑞伊士和勃林冒琼士合著的《威尔虚民族》（Rhys and Brynmor Jones，*The Welsh People*），第55—56页。又瑞伊士独著的《非基督教的开尔脱民族》（*Celtic Heathendom*）第93页。

[3]　同上注合著书，第214页。

[4]　葛劳力（Crawley）举过许多例子，见《神秘的玫瑰》（*The Mystic Rose*），第41页及第41页以后。

十一　女子地位与历史倾向二——古代各民族的遗业

古代许多大国的情形和上文所说的有些相同。大体言之，大半在它们历史的初叶，即生长的时期里，和它们的末叶，即成熟的时期里，女子的地位总有提高的倾向；但是在中叶，即父权全盛而军事组织最占优势的时期里，女子的地位就得差一点儿了。这种高而降低，低而复高的循环的运动似乎差不多已经变做大一些的社会集团所由发展的一条自然法则。巴比伦的历史，便是很显豁的一例。最初巴比伦的女子是有完全的独立的人格的，她的权利也和她的丈夫和弟兄相等，稍后，据汉谟拉比（Hamurabi）法典所规定的种种，她的义务虽没有改变，权利却比以前为少了；最后到了所谓新巴比伦的几个时期里，她又重新取得和她的丈夫相等的权利[1]。

埃及妇女的地位，以末叶的为最高，在它的长期历史的其余段落里，女子的地位也始终能维持相当的水平线，并且始终有继涨增高的趋势。同时，因为婚前的贞操是一件不大注意的事，而婚约的缔结也不以处女为重，我们更可以知道埃及人的妇女观是没有资产的嗅味的。虽远在三千五百年以前，男女的平等[2]，便

[1] 见瑞维岳《古代的妇女》（Revillout，*La Femme dans l'Anliquité*）一文，载1906年的《亚细亚杂志》（*Journal Asiatique*），第七卷，第57页。同时可以参看马克斯（Victor Marx）所著的《阿叙利亚考古学一得录》（*Beiträge zur Assyriotogie*），1899年，第四集，第一篇。

[2] 霭氏在早年的作品里，也往往用“平等”这个名字；要是仅仅用于法律一方面，当然不成多大问题，但若把它适用到生活的全部，霭氏自己也知其未妥。霭氏在1929年修正的《男与女》的序文里，便提出“均值”（Equivalence）的概念，来替代“平等”（Eqality）的概念。现在译文中，不论其所应用的为法律方面与否，一概译作“平等”，以存其旧。——译者

早经埃及人承认。还有一桩事实，足以证明埃及女子地位之高，就是，她的子女，是无论怎样，不会有私生的名目的；就是一个奴隶的妇女胡乱生了子女，也不适用私生的名义[1]。阿美利诺（Amélineau）说得好："能够把妇女的尊严在人类历史上作第一次的宣示，这是埃及民族道德的荣光。"[2]所谓"婚姻主权"的观念，即男女成婚以前，主权究应谁属，埃及人是完全不懂的。巴比伦和埃及的文化，同样的稳固，同样的有活力，同样的享国久长，对于人类全部的文明同样的有悠远的影响，而同时女子的地位，也是同样的优越——此中意味，真是耐人寻味。

在犹太民族的历史里，似乎找不到一个居间的时期，女子的地位，从完全的服从到自由的逐渐扩大，其渐进的步骤似乎是很一贯的。最初，一个丈夫可以不问理由的把妻子休去。（这并不是父权的一种扩大，而是纯粹的一个婚姻权或夫权）后来这主权逐渐的受限制，不能随便行使，这在《旧约》的《申命记》里就开始可以看出来。后来的《犹太法典》（*Mishnah*）就更进一步，遇到妻子有可怜悯矜惜的情形时（如疯狂、被劫夺、幽禁之类），便根本不准休弃。自公元后1025年以来，除了合法的

---

[1] 见杜那尔曾《妇女简史》（Donaldson, *Woman*），第196、241页及以后。尼佐尔特在《埃及的婚姻》（Nielzold, *Die Ehe in "Agypten"*）第17页上说起提奥多罗斯（Diodorus）所说的埃及没有私生子的话似乎还应加以注解，不应按着字面接受。但无论如何，埃及的私生子在社会上并没有什么不方便处，却终究是一大事实。

[2] 见亚美利诺《埃及人的道德》（Amélineau，La *Morale Egyptienne*），第194页；又霍布豪斯《演化中的道德》（Hobhouse，*Morals in Evolution*），第一册，第187页；又白脱瑞《古埃及的宗教与良心》（Flinders Pelrie，*Religion and Conscient in Ancient Egypt*），第131页及以后。

理由或得到妻子的同意以外，离婚是不可能的。同时，妻子却开始取得她的离婚的权利，就是可以强迫丈夫把她休去，丈夫设或不从，便得受刑法的制裁。离婚以后，女子便自己取得完全独立的人格，并且可以把丈夫给她的一分奁产带走。犹太人的法律虽严，而犹太教领袖对于法理的解释却宽，所以能顺着文化渐进的潮流，把女子的性的公道和平等，随时的提高[1]。

阿拉伯人在这方面的演进，也是有许多地方对于女子是有利的，尤其是在承继这一点上。在穆罕默德以前，就麦地那（Medina）地方流行的制度而论，女子是几乎完全没有继承权的。《可兰经》里立法的部分，就把这规矩改了，虽没有把它完全取消，至少是对女子的地位，已经促进不少。所以有这一番改制的理由，据说是因为穆罕默德的藉隶不是麦地那，而是麦加（Mecca），在麦加地方，当时还存留着一些母权制度的痕迹[2]。

说到这里，有一点不大受人理会的意思，我们不妨一提。就是，就在女子的权利受压迫，女子的人格被制服的时代里，此种压迫和制服的动机也实在出乎保护女子的一念，有时候一重新的压迫的产生也许就是一种新的权利的取得的标识。仿佛我们把女子深深的禁锢起来，目的原不在剥夺她们的权利，而在保护这种权利，使越发不可剥夺，爱之弥深，于是保护方法的采取，便不觉弥加周密。后世文化生活日趋稳定，女子的境遇不像以前那般

---

[1] 见亚姆饶姆的《犹太的离婚法律》（D. W. Amram，*The Jewish Law of Divorce*）。

[2] 见马尔色的《回教法律上的父母与继承人》（W. Margais，*Des Parents et des Alliés Successibles en Droit Musulman*）。

危险，这种爱护的动机大家便不再记忆，而社会对于女子和她的权利的多方关切，反变成一种障碍，一种苦难。

罗马的妇女，在最初时期里的身份，我们几乎全不知道；在罗马的历史开始看得清楚的时候，父权制度已经很根深蒂固的成立，而女子不过是一个严格的“在家从父”与“出嫁从夫”的人格罢了。但罗马文化逐渐发展以后，女子的地位也就跟着发展起来，其大概的趋势和巴比伦与埃及的可以说是一般无二。但是在罗马有这么一点分别，就是，罗马文化的由粗而细，帝国版图的由小而大，是和罗马法制的灿烂的发展有联带的关系的，而罗马法终于把妇女的身份，几乎提高到了一个超凡入圣的境界。在民主时代的末期，女子的法律的地位已经慢慢的相等，到两位安东尼帝的时代，那些法律专家（jurisconsults），受了自然法的学说的指引，便形成了两性平等的观念，认为它是一种秉公的法典应采取的原则。到此，父权制度下妇女的服从便完全成为历史上的陈迹，不再有人拥护。这种情形，一直要到查士丁尼帝（Justinian）的时代，在基督教的势力扩大以后，才不能继续维持，而妇女的地位重复经历到一种新的磨难[1]。但是在妇女地位最占优势的时期里，旧式的罗马婚制就完全换了花样（实在也是旧花样翻新，不过在以前是认为不大名誉的罢了）；这种新方式的婚制，从法律的立场看来，便等于把女子从父母家取出，而在夫家暂时存放一般。所以对于丈夫，她是完全独立的（尤其要是妆奁是她自备的话），对于娘家，也不过是名义上有隶属的关系

[1] 见梅恩《古代法律》（Maine, *Ancient Law*），第五章。

罢了。罗马婚姻是一个私人的契约，假使要的话，也不妨举行一个宗教的仪式，既属契约，便可以不拘理由的解除，只要取得家族会议的许可，觅到有力的见证，和履行相当法定的手续以后，双方便可以分手。这样的婚姻是以同意做第一要义的，既可以同意而合，即不妨因不同意而离，其间并没有什么可耻的地方。这种离婚对于罗马妇女的幸福与道德，也并没有什么坏的影响[1]。这样一个制度，显而易见比任何基督教发达后所树立的任何制度，要来得合乎现代的开明的情理。

还有一点要注意的，就是，这样一个制度，决不是只是一个法律的创作物，而是一个赞成男女平等的开明的舆论所自然形成的副产物。罗马人的赞成两性平等，也并不笼统，而是能深入性道德的范围。普劳图斯（Plautus）是在这方面的一个先觉，他借了那个老奴隶西尔拉（Syra）的嘴，问为什么在贞操的题目上，法律所责成于男子的不和女子一样[2]。比普劳图斯稍后的又有那位法律家乌尔比安（Ulpian），乌氏在文章里说：“一个丈夫要责成妻子严守贞操，而自己却不做一些榜样出来，这似乎未免太不公平了。”[3]这些问题的原因很深，决非社会立法所能解答，但当时的罗马人士居然能把它们提出来，也足见他们对于女子的一般态度，是如何的开明了。到罗马文化的末期，父权制度对于女子的维系力，便已不绝如缕，名义上她虽还脱离不了“从父”的关系，而事实上却是十分洒脱，可以和她的丈夫齐驱并

[1] 同763页注[1]所引杜氏书，第109、120页。

[2] 《*Mercator*》（疑为一种地理学的刊物）第四卷，第5页。

[3] 《法律精粹编》（*Digest*）第四十八册，第十三卷，第5页。

驾。霍布豪斯（Hobhouse）说："罗马帝国的主妇，其自主的能力，要比任何古代文化里的主妇为充分，要有例外的话，也只有一个，就是埃及在某一时期里的主妇；并且，我们不能不添上一句，也比任何后来的文化里的主妇，要来得圆满，连我们自己这一代的主妇也还不是她的对手。"[1]

许多人根据育文奈尔（Juvenal）和塔西陀（原名见前）两个讽刺家的文字，以为后期的罗马女子是很逾闲荡检的。但是在讽刺家的笔墨里，要对于一个伟大的文化，寻一幅整个的、匀称的鸟瞰图，我以为至少是徒劳无功的。霍布豪斯[2]的结论是这样的：最初的罗马法律规定下来的婚制，把女子很严厉的安放在丈夫的掌握之中，在这时期里，她当然是一个良妻，是丈夫的伴侣、顾问、朋友；到后来法律一变，她的权利也一变，但是她的良妻的地位，她的所以为丈夫的伴侣、顾问、朋友，却始终没有变，这不是很难能可贵的么？大多数的学者到现在似乎都已经有此种见解，弗里德兰德（Friedlander）虽曾置疑于此，但那时代还早，也许有看不真切的地方。迭尔在他那本看得很真切的《罗马社会》（Dill，*Roman Society*）里（163页）就说：罗马女子的地位，在法律上与事实上，都在帝国时代逐渐的提高；提高的结果，她的道德和受人敬重的程度并没有减少，她的才艺和令人爱慕的程度却加多；行为上的束缚既少，她的风度和势力就有了放大的机会，甚而至于在政治与社会事业里，都可以感觉到；她和她的丈夫的地位，确乎是越来越接近，越来越相等。一直"到

[1] 同763页注[2]所引霍氏书，第一册，第213页。

[2] 同763页注[2]所引霍氏书，第216页。

西罗马帝国的末造，她这种地位和势力并没有衰退。”杜那尔曾在他那本有价值的《妇女史》（Donaldson，*Woman*）里，也以为罗马帝国的后期里，道德并不沦丧；“要是萨尔维恩的记载有几微可靠的话，那么，非基督教的罗马纵有它的淫放的地方，但比起基督教的非洲，比起后来的基督教的罗马和基督教的高卢来，真是小巫见大巫了。”（113页）萨尔维恩对于基督教的记载也许是偏激而形容过火的，但是非基督教的讽刺家和基督教的禁欲的传道家对于古罗马所叙述的种种又何尝不偏激、不过火，恐怕还要偏激过火得更厉害些咧。

我们要再寻一个在开明的程度上与罗马的末期差堪比拟的文化时期，我们得跳过一千几百多年而到十八与十九世纪的英法两国。在这时代里的法英两国，我们才再度发见一次道德的与法律的两性平权运动，在法国的尤其是早一些。在这运动的前驱，我们也发见一大串开辟草莽的人：阿斯特玛利（Mary Astor）、“一个有品格的女子苏菲”（Sophia a Lady of Quality）、塞革（Segur）、辉勒夫人（Mrs. Wheeler），而尤其著名的是乌尔斯顿克拉夫脱女士（Mary Wollstonecraft）和她的那篇宣言《女权的一个拥护》（*A Vindication of the Rights of Woman*），以及穆勒约翰（John Stuart Mill）和他的那篇论文《妇女的制服》（*The Subjection of Women*）[1]。

---

[1] 此外比较不甚知名的先进还多，可参看麦吉尔孔姆女士（Harriet Mcllquham）在《威斯敏斯特杂志》（*Westminster Review*）中所发表的许多篇文字，尤其是1889年11月份及1903年11月份的两篇。

十二　女子地位与历史倾向三——基督教

西洋历史里对于女子的地位有关系的倾向，现在已去其一。但这一个还是小的。那大的，假使把它的全部的现象综合起来看，那确乎对于女子是很不利的，因为它的目的是在维持女子的服从的地位。上文告诉我们，罗马亡了以后，它所传给西洋的良好的遗业对于女子是很便宜的。但是这种遗业，一旦碰上坚强有力的条顿民族的习惯和组织严密的基督教会，就土崩瓦解了。条顿的风俗和基督教的势力当然也不会是全部对女子不利的，所以专家的评论在这方面往往很有出入，但是就大体而论，它们并没有能让女子和男子享受同等的权利，似乎是无可讳言的。条顿的民俗所以不利于女子，盖有两个有力的原因。一是买卖婚的存在。买卖婚虽未必会降低女子的地位，诚有如克劳利所云，但对于女子的人格，多少总有一些贬损。二是民族的尚武好战，在尚武的风气之下，一切和平而含有女性的作业就不受人尊重，而男女情爱的一事，自然也在无暇讲求之列。基督教起初对于女子是有利的，因为它的教义把富有女性的情绪重新解放出来，而加以崇尚；但后来组织越来越严密，理想越来越侧重禁欲的一方面，于是全部的气息便渐渐的对女子不利了。打头它就不许女子执行什么祷祝的职务。到此，它就更把她当做恶浊的性的代表，应该受人唾弃[1]。那位“偏心”[2]的教父德杜连

[1]　基督教对于妇女地位的影响，勒基亦曾加以详细的讨论，见730页注[1]所引书，第二册，第316页以降。又763页注[1]所引杜氏书第三篇，亦有同样的讨论。

[2]　原文为Eccentric，译作“偏心”最合。——译者

（Tertullian）有一次说女子是“魔鬼之门”（Janua Diaboli）；不到七百年以后，那位温柔而富于哲学的涵养的安塞姆（Anselm）也在文章里写着说：“女子是魔鬼的火炬。”（Femina fax est Satanoe）[1]下面我们照例举一些例证。

佛朗克人是条顿人的一派。他们行一夫一妻的婚制；女子是终身不自由的；她不能买卖财产，也不能继承财产，除非先取得她所隶属的家长的许可。一个男子娶一个女子，他对于这女子就取得了所有权，婚期也是由他决定，决定的时候，他就给女子的父母一些小的钱币，叫做“阿拉”（arrha，即译作婚钱），成婚的后一天，他又送给女子自己一件外衣，叫做“晨衣”（morgengabe）。既嫁而寡，女子便还归父母所有[2]。他们的法律（Salic law）规定凡碰触女子的行为须处罚金，执女子的手指而加以挤捏，也在处罚之列。这好像是很看重女子了。其实不然，处罚的理由并不是因为得罪了女子，辱污了女子的尊严，乃是因为触犯了某人的财产而已。原始的日耳曼人可以出卖儿女，有时候也可以出卖妻子，甚至于可以把她们卖作奴隶。降至第十一世纪，卖妻的行为虽已属非法，也还时有所闻。

基督教的传说，比起条顿的习俗来，对于两性平等的维护，原是差较近情，但是一旦和此种习俗混合在一起，它不但不能加以补正，反而把它自己原有的“不洁”的观念火上添油一般的搀了进去。女子因为不洁，所以精神的地位要比男子为低，这一点

[1] 见米尼《教父学》（Migne，*Patrologia*），第一百五十八册，第686页。

[2] 见贝杜李欧《法国风俗史》（Bedollierre，*Histoire de Moeurs des Frangais*），第一册，第180页。

就在教堂里的两性的待遇里也可以看出来。女子在教堂里，有时候要受种种限制，甚至于有没有进堂的权利，有时候还有问题；有的地方，她们虽可以进去，却只能停留在前厅里，就是在非寺院性质的教堂里，也是如此[1]。在教堂里男女还不免分个高下，是很值得注意的。

男女同属有性的人，但教会对于男子的观念，想教他性的成分越少越好，最好是能够完全取消，对于女子的观念，理论上虽不盼望性的成分越多越好，事实上却把种种性的现象都往她身上推；这样一来，女子的地位和女子人格的观念是必然的高明不到哪里去的。杜那尔曾也指出这一点，并且很妙的说[2]："我不妨为男子女子各下一个定义，男子是一个阳性的人，女子是一个阴性的人……当初的基督教徒所尝试的是：就这两个定义里，在男子方面则去'阳性'二字，在女子方面则去一'人'字。"其实一般的宗教大都对于女子有些很有力的使她屈而不伸的影响，它尽管可以吸引女子，使女了皈依，但此种影响多少总是有的，初不独基督教为然。韦思特马克（Westermarck）甚至于说："妻子之所以受制于丈夫，原因固多，但宗教也许是各原因中的最锲而不舍的那一个。"[3]

常听人说基督教这种贬薄女性的倾向最厉害的时代里，有一次的宗教会议竟正式的否认女子是有灵魂的。这是不确的，并且

[1] 详见史密斯与溪丹合辑的《基督教古物字典》（Smith and Cheetham, *Dictionary of Christian Antiquities*）"性的隔离"条下。

[2] 同763页注[1]所引杜氏书，第182页。

[3] 同724页注[1]所引书，第一册，第669页。

愚蠢得可笑；但说也奇怪，竟有许多作家，像鹦鹉学舌一般，把它再三的播弄。葛瑞高瑞（Gregory of Tours）在他的教史里说[1]：585年，罗马教会在马冈举行会议（Council of Macon）的时候，有一位主教提出一个疑问来，就是“人”字究属包括不包括女人在内，当时大众的意见都以为是包括的。女人没有灵魂的故事，大约就是从这个疑问里以讹传讹的散布出来的，未免太蠢得可笑了。后世的法家与律师，也时常怀疑到“人”字的涵义，再三加以讨论，所得的结果，从女子的立场看去，有时候还赶不上马冈会议咧！初期教会对于女性的贬薄是基督教学者自己也承认的。梅瑞克（Meyrick）写着说[2]：“我们不能不理会，就是最伟大的那几位教父，对于女子的估量，也实在低得可怜，而对于婚姻关系的价值，自然也在鄙夷之列了。奥古斯丁（St. Augustine）是何等的一位圣哲，但他也以为婚姻的行为，除了为了要有子女的缘故不能不郑重采取以外，便再也没有可以勉强认为合理的理由；所以为了产生子女以外的一切婚姻中的性交是有罪的。为子女而婚姻，还有理由可说；为免除更不堪的淫恶而婚姻，虽有天谴，容可赦免；但婚姻是一种两人之间的社会生活，是一个彼此可以互相帮助、互相慰藉、有福共享、有难同当的结合，那时候便几乎没有人了解，也没有法子了解。”

德国勃朗女士（Lily Braun），用女子自己的立场，在她那本很重要的关于妇女问题的书[3]里曾经下一结论说：就对于女子

---

[1] 见他所作的史书，第八册，第二十章。

[2] 同771页注[1]所引字典，“婚姻”条下。

[3] 《妇女问题》（*Die Frauenfrage*），1901年出版，第28页以降。

有利的一部分而论，基督教最大的贡献是在把女子和男子放在同一的道德的水平线上。这方面最好的实例是耶稣自己说的那几句话："你们中间谁是没有罪的，谁就可以先拿石头打她。"[1]这两句话隐指男女在性的方面，彼此应该同样的忠贞。但勃朗女士又说：过此，基督教就没有更大的贡献了。"基督教——女子竭诚接受甚至于以身相殉，认为是可以救她们苦难的基督教——终究没有满足她们的喁喁之望。"

勃朗女士的话固然不错，但即就性道德的平等的一点而论，基督教教父的态度也不能说是全无轩轾。教父中最伟大的一位，圣巴西尔（St. Basil），在第四世纪的后半期里，把已婚男子奸非的行为分做两种，设对方为一已婚的女子，则为"犯奸"（adultery），设为未婚的女子，则不过是"犯淫"（fornication）而已。如为犯奸，则妻子即不应再认他为丈夫，如为犯淫，则仍应认为丈夫[2]。这样一个判断，对于妻子的道德的人格，是没有能全盘承认的，因为无论丈夫所犯的是"奸"是"淫"，其为对不起她，总是一样的呀。西罗马教会的许多教父，如吉罗姆（Jerome）、奥古斯丁、与安勃鲁士（Ambrose）固然也未尝不承认丈夫与妻子应当受同一的道德律的制裁，但这不能算是他们的特殊贡献，因为在罗马文化的末期里，法律已经慢慢的悟到这种见解，初不待基督教努力的推挽，而后始可完成。但无论如何，罗马教会的教会法典（Canon Law）成立的时候，也就把这一层正式的采纳，规定丈夫和妻子同

[1] 见《新约全书·约翰福音》，第八章，一至十节。——译者

[2] 同771页注[1]所引字典，"犯奸"条下。

样的可以犯两种程度的奸：（一）单奸（simplex），即对方为未婚的男或女，与（二）复奸（duplex），即对方为已婚的男或女。

但理论上的性道德的均等虽然如此，而在实际的性道德里，谁都很难说基督教已经把它切实的包举起来。理论上是接受了，但实行则尚有待。社会风俗学家美国人桑姆纳（W. G. Sumner）曾经讨论到这一点，并且下一个结论说："为什么这种见解没有变做习俗的一部分？无疑的是因为它们在形式上很武断，论其由来，是玄学的臆想所虚构，论其行使，是神学的权威所强制。它们并不是生活经验的自然产物，也经不起生活经验的斑驳。其行不通的理由，最后当然得求诸于生理的事实，男之所以为男，女之所以为女，就是这种事实为之厉阶。"[1]关于这一点，目前姑不具论，详见下文。

十三　女子地位与历史倾向四——武士道与条顿民俗

中古时代女子地位之所以低微，固然具如上述，但是此种低微的地位所以会牢不可破，与其说是由于基督教的传播之力，毋宁说是由于另外两三种势力的促进之功。哪两三种势力呢？一就是条顿民族原有的习俗；二是封建制度的发展；三是此种制度所崇尚与培植的种种刚性与好勇斗狠的理想。就是武士道（Chivalry）的英雄美人的一部分的理想，名为对于女子有特别的好处，实际上似乎也没有多大的意义。

戈蒂埃（Gautier）在他那本讲武士道的巨著里，聚集了不少的

[1]　同725页注[3]所引书，第359—361页。

材料，来证明封建的精神，好比古往今来到处的尚武精神一样，名义上间或把女子捧得天高，但是大体上在底子里总蕴蓄着鄙夷女子的臭味。我们在《蒙叨庞的瑞诺》（*Renaus de Montauban*）里，就读到这样的一段话："到你的珠帘画栋的阁上去，在荫凉的地方坐下，怎样舒服，你就怎样，吃、喝、织锦、染丝，都由得你，但记住，我们的事你不用管。我们的事是拿了钢刀——斫。别作声！"假定那女人还要作声，她脸上也许就吃上一刀，随后就有血流出来。丈夫有鞭打妻子的权利，妻子犯奸，要打，女子说话冒犯了他，也要打。这些都是武士道时代的产物。但女子也并非全无权利；在十三世纪所搜罗拢来的《习惯法章》（*Coutumes*）里说，丈夫打妻子是可以的，但总得打得合乎情理（reasonablement）。[1]

在封建时代一个武士的眼光里，骏马与美人并重，并且骏马的价值往往在美人之上。在《麦兹的吉尔倍》（*Girbers de Metz*）里，不有这样一段会话么？两个武士，一个叫加尔仁（Garin），一个叫吉尔贝（Girbert），是两个中表弟兄，他们同时骑马过一家人家的窗口。窗口正坐着一位面如桃李、肤如白玉的美女。加尔仁说："表哥，你瞧，好一位漂亮的女子！"[2]吉尔贝回答说："嘿，我的马才漂亮咧！"加尔仁说："我还没有见过比这位白皮肤黑眼睛更叫人可爱的东西。"吉尔贝又回答说："我这匹骏马的是盖世无双。"武士的时代里，男子既这样的把全副精神都放在

---

[1] 至于丈夫鞭打妻子的权利，参看763页注[2]所引霍氏书，第一册，第234页。就英国而论，一直要到查理二世许多新运动发轫的时候，才把此种权利注销。

[2] 原文中有赌咒的语气，并引圣马利亚的神灵监誓，不妨译作"向圣母保证"，但译文中省略。——译者

武事的上面，所以男女爱悦的行为，往往只好由青年女子自己发动。高谛霭在他的书里说："在所有法国民族的长歌（*chansons de geste*）里面，为了恋爱追逐的全都是女子，有时候亏她们的脸皮真老。"但高氏也说，这时代里妻子的操守却比较的要好。[1]

其在英国，泊洛克（Pollock）和梅特兰（Maitland）以为在英国的条顿民族中间，女子的地位虽不高，但终身受制于男子的现象，却也始终不曾有过[2]。霍布豪斯（见前）也说："自诺曼人入主英国（Norman Conquest）以后，凡属未婚的女子，一到成年，便取得一切法律和公民的权利，她在法律上的人格便和三千年前的巴比伦的女子没有分别"[3]。但是这种对于未婚女子的种种好处，到了后来发展成熟的英国法律里，便被对于已婚女子的种种规定给抵消了，并且抵消了还不够，因为两下是很矛盾的。根据这后来的法律，已婚女子是决不负责的一个人。除了杀害她自己的夫主的最高的罪名以外，什么行为她都不负责。霍布豪斯继续着说："英国的妻子纵不是她的丈夫的奴隶，至少是他的子民（liege subject），要是她把他杀了，她就犯了一个'雏形的叛逆的罪'（Petty Treason）。"无异小国家里的一个平民对于王上的阴谋篡夺，所以比普通杀人的罪还要来得严重。丈夫在的时候，妻子是没有法子杀人的，因为她的人格从结婚的日子起便变做他的人格的一部分；她要有什么犯罪的行为，那责任便十有八九要归到丈夫身上（英国丈夫的所以有鞭打妻子之权，原因在此）：同时丈夫也不能和妻子

[1] 《武士道》（*La Chevalerie*），第236—238、348—350页。

[2] 《英国法律史》（*History of English Law*），第二册，第437页。

[3] 同763页注[2]霍氏书，第一册，第224页。

订什么契约，因为和她订，便无异和自己订，那是不通的。勃拉克士东（Blackstone）说："在婚姻的时期以内，女子本身的人格和法人的地位是搁置一边，未生效力的，至少是和丈夫的夹在一起，变做一块，她的一切工作，是在他的羽翼、庇荫与保护之下做的。"英国法律上的女性，勃氏又说："真是一个天之骄子呀！"霍氏解释英国法律的意义，也说："女子的力量就是她的软弱。她以退为进，以败制胜。她的温柔要受爱护，免得被世间的扰攘给摧残了，她的芬芳馥郁，要妥为保存，不要使与外边的飞扬的烟灰尘土同流合污。因此，她就不能没有一个保镖和护卫的人了。"

在中古与文艺复兴时代的法国，妻子在夫家的地位和上文所说的很是一样。丈夫是她的绝对的主人，是她的头脑和灵魂，她这样一个"又柔弱又细小的东西"怎能不用"全副精神来爱他顺他"呢？反过来，她是丈夫的第一名的仆人，是最大的儿女，是妻子，是子民，她向他寄家书的时候，末后总要写"你的谦卑的、顺从的女儿和朋友某"。史学家拉克莱维尔（De Maulde la Clavière），在他那本《文艺复兴时代的妇女》（*Femmes de la Renaissance*）里，在这一点上搜集了不少的证据；但他也说，丈夫虽享受这种崇高的地位，抱怨着婚姻生活的苦难的一方，还大都是他，而不是他的妻子。

法律和习惯一向都假定女子多少得受男子的保护。在后世最较开明的对于女性的理想里，不论其为封建时代的或封建时代以还的，都还可以觉察到此种假定的力量。这样一个假定当然也暗示女子不及男子，女子不能和男子讲平等；但是，在扰攘的封建社会里，这不平等倒也对女子有利。在那时候，男子的刚性的力是左右生活的一大因素，所以为女子的安全计，他应该取得这力的一部分，做她的帮衬。这样一个看法，也自很通情达理，所以到了后来，武力的效用虽渐减少，而此种看法却依然保留不替。在伊丽莎白女皇时代的英国，一个女子还总得有个主儿；伊丽莎白自己便是一个女子，又聪明，有才干，能够治国家，建功绩，却并没有主儿；这不是很客观的告诉当时的女性的民众，没有主儿也不要紧么？但她们并不理会，还是觉得主儿是少不得的。再后，到了第十八世纪，那样一个有眼光的道德家，像夏夫茨伯瑞（Shaftsbury），在他那本《品格》（*Characteristics*）一书里，也还不免把已婚女子的外遇看做侵犯别人财产的罪人。要是当时最卓越的思想家还不免有此种见地，那么，在同一个世纪里，甚至于到了再下一个世纪里，一般比较不学无术的人，实行此种见地，把女子公开的买卖，恬然不知羞耻——也就不足为奇了。

希拉德在他的《实用辞典》里说[1]，起初的时候，买一个妻子是买她整个的人，不只买保护她的权利。这原来的观念似也许在英国流行得比较长久，因为它僻处西陲，和迤东的文化中心比较远的缘故。在第十一世纪，教皇格列高利七世（Gregory VII）盼望兰佛朗克（Lanfranc）禁止苏格兰和英伦一带的卖妻的行为。[2]但是在偏僻的乡区里，此种行为后来到底没有能禁绝。

这种买卖的行为在伦敦都还有。在1767年的《常年登记册》（*Annual Register*）里（第99页），我们读到这样一段记载：

---

[1] Schrader，*Reallexicon*，“买妻”条下。

[2] 见拜克《英国犯罪史》（Pike，*History of Crime in England*）第一册，第99页。

“大约三星期以前，玛利勒朋地方的一个泥水工人把曾经和他同居过好几年的女人，卖给一个同行，代价是一个几尼[1]的四分之一和一加仑啤酒。那工人随后就把那妇人带走了，也是她的运气正要转了，正在那时候，在德文郡（Devonshire）的一个舅父死了，遗留给她二百金镑，还有一套碟子。他俩在上礼拜五也就正式结了婚。”

浮克士牧师（Rev. J. Edward Vaux）在他的书里叙述两件买妻子的事，都在十九世纪以内，并且都是在闹市上成交的。一例是原来的丈夫，得了妻子的完全的同意，用一根绳子拴套在她的脖子上，把她领到市场上，后来卖给另一个男子，得了半个克朗的代价（二先令半），那妻子就跟了这男子到他在三十里以外的家。其他一例的两造之一是一个客店的老板，他是承买的，代价是一坛麦酒，有两加伦重[2]。

女子是财产的一种，或形同财产，在这里是很明显的。但这种观念所及甚远，即在今日，也还在许多陈旧的法律的条文里可以看出来。例如一个男子和一个处女发生了性交，随后又把她遗弃，一经起诉，那男子就得向女子纳赔偿的金额[3]。原来处女经性交以后，她的“名誉”便受了损失，她的市价就不免跌落，恰恰好比估衣店里的衣件，即使以前只穿过一次，也总是旧的，不能再卖新的价钱。但在男子，无论他和女子发生过多少次的性

[1] 英国金币，合二十一先令。

[2] 《教会民间传说》（*Church Folklore*），第二版，第146页。

[3] 见福克斯女士所著《法律与风俗中少女的地位》（Natalie Fuchs, *Die Jungfernschaft im Recht und Sitte*），载1908年2月份的《性的问题》（见前）。

交，他就决不承认他的个人的价值会有什么减少。

因为这种不平等的事实，便有人主张取消所谓“体质上的处女性”。一位德国的女作家在她的作品[1]里，以为一个女子的保障，决不在小小的一片膜，而在一个真挚的、机警的灵魂；因此，她就主张在童年的时候，就施手术把处女膜割去。我们一向确乎是太把处女膜看重了，唯其看得太重，我们才有虚伪的女性的“名誉”观念，和不健全的女性的贞洁观念。

十四　今昔异势与女子人格的发展

但这些都是比较的旧话了，近代社会状况已大有变迁，无论为女子自身的利益，或为社会全部的利益计，它已经不再要求女子要处一个服从的地位。社会的状况既变，于是习惯和法律就有跟着转变的趋势。同时，一个女性人格的新观念、新理想，也就应运而生。古代“夫为妻纲”“天字出头夫作主”一类的观念固然还没有完全消灭，并且时常还有人在那里自觉的运用。做丈夫的往往用命令式的口吻对妻子说：哪种业余的职务（即家事以外的职务）不要做，哪些地方不要去，哪些人可以不必认识，哪些书可以不必看。靠着传统下来的老牌子，靠着他所谓“乾刚正气”，依然自以为能管束她、制裁她。以前行使父权的那些立法者不说女人是应该在男人的手下（under the hand）的么？但同

---

[1]　见她的作品*Una Poenitentium*，1907年出版。（似可译作在《在忏悔中的婀娜》，婀娜似为英诗人斯朋色尔所作《仙后》中的女主角，但译者未见此书，一时亦无从打听，不敢断定）

时大家也都渐渐的明白这一套把戏对于现代的人是不相宜的了。德国迈瑞德女士（Rosa Mayreder）在一篇很有思想的论文里说[1]：现代的男子，要在夫妇关系之间，再扮一个叱咤风云、颐指气使的角色是不行的了，因为他已经不再有这种准备。渔猎时代的男子，是一个英雄好汉、一个有“贵族气概的野人”（Noble Savage），他整天的在山林中东奔西驰，一面猎取凶猛的野兽，一面，于必要时，还得剥取敌人的头皮；他的生活是何等的艰苦卓绝。这样一个男子，偶然放出一些丈夫的架子来，把打野味、打敌人的棍轻轻地在妻子的头上敲一两下，那确乎是有效的，甚至于做妻子的还不免觉得夫恩深重、感激涕零[2]。但是现代的男子怎样？他也许在大班的写字间里过着生活，整天的守着半只桌子，驯服得像绵羊一般；他已经练出一种逆来顺受的功夫，大班责备他，他可以忍气，客人笑骂他，他可以吞声。这样一个男性的典型人物，晚上回到家里，试问他还能玩那“有贵族气概的野人”的那一套把戏，而玩来可以发生效力么？当然不能。不能而勉强为之，妻子的反应，是可想而知的了。这一层，现代做丈夫的已渐渐的能够了解，他在日常的居家生活里也自然会体验出来，初不待一般文化趋势的诏示。至于有一些思想的现代人物，至少在原则上，已经承认妻子是和他平等的，就在比较不甚思

[1]　见女士所作《男子拳力杂论》（*Einiges Über die Starke Faust*）一文，载1905年出版的《女性论评》（*Zur Kritik der Weiblichkeit*）。

[2]　探险家拉斯摩孙（Rasmussen）在他的那本《极北民族》（*PeopLe of the Polar North*）里，第56页上，描写一对夫妇打架，起初打得非常凶险，彼此都把对方打倒过一次。“但不久以后，我再往里窥视的时候，他们已经交颈熟睡，彼此还拥抱着咧。”

想、而孜孜于名利两途的现代人物，也至少觉得要是他不能让妻子和他有同样的自由，他的面子上就不大好看，并且在与人周旋交际的时候，也有许多实际的不方便。此外，我们还得了解，近代不但男子已经取得几分女子的性格，女子已经取得几分男子的性格，并且两方所得的多寡是相当的[1]。

十五　性道德与个人责任

上文的讨论虽则实际不能不很简单，但至少已经够做我们的一种准备，教我们了解，文明进展到今日之下，所谓性道德的中心事实，只能有一个，就是个人的责任心。霍布豪斯，讨论人类道德的演化，所到达的结论也不过如此，他说："一个负责任的人，不论是男是女，是近代伦理、也是近代法律的中心[2]。"假若同时没有此种个人的责任心的发展，来做我们的帮衬，我们目前的新性道德运动，想把性的关系，从不自然的规条的强制与束缚之下，解救出来，原是不可能的，并且也是极危险的。虽或可能，恐怕不到一年，这世界便会变做一个人欲横流、无可挽救的世界。我们要的是性关系的自由，不错，但没有人们的两相信

---

[1]　可参看鲁杜维溪（A. M. Ludovici）的作品：*Lysistrata*，（有中译本）*Woman: A Vindication*；*Man: An Indictment*；又刘英士译的《妇女解放新论》（Meyrick Booth，*Woman and Society*），在这一层上也有发挥，此书现归商务印书馆印行。——译者

[2]　同763页注[2]所引霍氏书，第二册，第367页。德国女医师斯脱克（Stöcker），在她的《恋爱与妇女》（*Die Liebe und die Frauen*），也极言个人责任是性道德的一大因素。

任，自由是不可能的，而两相信任的基础条件，便是彼此的责任心。没有个人的责任心可以依靠，自由也就无法产生。在道德生活的别的许多方面里，此种个人责任的观念，在社会进步的过程中，是产生得比较很早的。唯有在性道德的一方面，我们到了最近才算取得了同样的观念，来做我们的准绳。性的势力原是一种不容易驾驭的势力，所以历来的社会，往往多方的造作种种很复杂的习惯的系统，来加以周密的防范，同时，对于社会分子的能否尊重此种习惯，也深致疑虑，不能不时刻提防。在此种形势之下，它当然不会容许个人的责任心有什么置喙的余地。但经过许多世代以后，此种外铄的限制也自有它的极大的好处，它给我们以相当的准备，使可以享受自由之乐，而不至于受放纵之害。以前的神学家说，先世的律法是一个手拿戒尺的教师，可以引导后世皈依基督；近代的科学也这样说：先世不先受一种毒素的袭击，以至于受淘汰，后世便不能产生对此种毒素的抵抗力，而享受更丰满的生命；说法虽各有不同，而其精义则一。

一个民族要演进到了解个人责任的地步，是不易的，是很慢的，要是在一个神经组织还未臻相当复杂的程度的种族，此种观念怕就无从适当的发展。在性道德一方面，尤其是如此。在一个低级的文化和高级的文化发生接触的时候，这种观念的缺乏，便最容易看出来。宣教师到许多民族中间去传教，不由自主的把土著的严密道德制度给推翻了，也不由自主的把欧洲的自由的习惯给介绍了进去，但土著的民族对于这种自由是毫无准备的，毫无准备而作东施的效颦，结果真是糟不可言。这是已经屡见不鲜的事。中非洲的巴干达人（Baganda）原先组织很好，道德的程度也是很高的，详见兰姆金上校（Colonel Lambkin）向政府的报告[1]，但后来就闹了一个乱七八糟。

在南太平洋的群岛上，情形也大致相同，文学家司蒂芬孙（R. L. Stevenson）的那本有趣的游记《在南方诸海》（*In the South Seas*，第五章）里，说在白人光降以前，岛中土人大都是很贞洁的，对于青年男女的行为，也注意得很周密，现在是大不相同了。

就是在斐济（Fiji）岛的岛民，情形也不见佳妙。太平洋高等委托官（High Commlssioner of the Pacific）史丹摩勋爵（Lord Stanmore）是一个不耳食的评论家，他有一次说：传教的工作在岛上有“奇伟的成功”，所有的岛民至少在名义上没有一个不是教徒，岛民的生活与品格也已经改变不少，但贞操却受了打击了。有一个皇家委员会，调查斐济土著种族的状况时，也发见这一点，在他们的报告里也记了下来。费郄德先生（Mr. Fitchett）评论这个报告的时候，说[2]：“委员会所根据的见证中间，有好几个说，岛上的道德的进步是像补缀的衣服，东一块西一块的，叫人见了觉得奇怪。例如他们说：多妻制的废除，对于女子未必完全有利。在斐济岛上，女子原是一个劳作的人，以前多妻制通行的时候，一个丈夫的供养，是四个妻子分担的事，所以责任轻，现在却要一个妻子独任其劳了。在基督教没有来到以前，女子的贞操，是用棍子来保障的；一个不忠贞的妻子，一个未结婚的母亲，一棍子就给打死，倒也干净。基督教却把这棍子

---

[1] 《不列颠医学杂志》（*British Medical Journal*），1908年10月3日。

[2] 1897年10月份的澳洲《过眼录的过眼录》（*Review of Reviews*）。

的法律给取消了，它劝诱大家用道德的制裁，又用天堂地狱之说来警醒人家，但岛民的想象能力终究有限，天堂的好处，他们既见不着，地狱的痛苦也觉不到，于是实际的效力反而不及那根棍子，而岛上的贞操的标准便低得叫人伤心了。”

我们得始终记住，原始民族的种种有组织的精神与物质的约束一经破损、一经取消以后，贞操这样东西便越见得像惊涛骇浪中的不击之舟，动不动便有翻沉的危险。个人责任心的自动的制裁，价值虽大，虽属万不可少，终究不能把爱欲的火山爆发一般的力量，永远的丝毫不放松的扣住；这在文明大启的民族里犹且不可，何况别处呢？兴登说得好：“一个女子，无论她的道德的品质怎样圆满，意志怎样贞固，要‘好’的心愿怎样坚强，也无论宗教的势力与风俗的制裁怎样普遍周密，她的所谓德操是不一定能够保持的。假定有一个男子，能够打动她的那种绝对的笃爱的情绪，这情绪就可以把上文的种种一扫而光。社会不明此理，而完全想把这些做它自己所由树立的基础，它就无异选择了无可避免的未来的混乱，基础不改，那混乱局面也就不改。”[1]

十六　个人责任与经济独立

但个人的责任心终究是一种不宜菲薄的东西。我们在这里还要加以端详，要看近代我们在生活中能体验到的个人的责任心究

[1]　按：此论甚晦，假若不拿此类势力作基础，我们不知道究竟应该拿什么做基础。难道是法律的制裁甚或是刑法的制裁不成？——译者

竟有什么特别的形式，也要看它有一些什么离不开的条件。这些条件之中最重要的一个当然是经济独立。这条件真是重要极了，要没有它，道德的责任，就可以说是不存在的。道德的责任和经济的独立也可以说是一而二、二而一的，它们是同一社会事实的两个方面。一个能负责任的人，是对于他的行为的结果，并不躲避的人，也是，于必要时，肯付代价的人。一个经济不独立的人，只能接受一种犯人的责任，钱袋中既空无一物，他只能到牢监里或法场上去。但这是理论，在日常的道德生活里，社会对他不会有这样的严重的要求；他要是开罪于家庭、朋友、邻里乡党，他们也许不和他往来就是了，设非不得已，他们决不会要求法律对他作最后的制裁。在他呢，他可以挺身而出，说声一身做事一身当，也可走别的他自己愿意走的路，而始终不改方针，但是要这样做，他就得满足一个条件，就是，要付代价。一言以蔽之，没有经济的独立，不能付代价，所谓个人的责任就没有意义。

在开明的社会里，女子到达成年的时候，她们的道德责任和经济独立也就并行的一天比一天增加起来。假若没有这种进展的现象，那么，无论女子在面子上多么自由，多么和男子可以相提并论，甚至于比男子还要占优势，一概不是真的。这不过是男子社会的优容而已；那种自由和优势，便和小孩的差不多，小孩讨人的欢喜，或不如意了便要啼哭，于是做大人只好优容他些。这决不是自由与独立，而是寄生[1]。以经济独立为依据的自由才是更真实的自

---

[1] 希瑞拿女士（Olive Schreiner）曾极言寄生现象对于女子的坏处。她说："男子财富增加以后，把它用在女子身上，实际上对于女子不一定有利，也不一定提高她的地位，这情形好比他的姨太太把她的多出来的钱财用在那条巴儿狗身上

由。就是在法律与习惯以服从为女子天职的社会里，凡是碰巧取得财产的女子，在独立与责任两方面，自然而然会比别的女子享受得多[1]。一派高大的文化的发展，往往和女子的经济权的独立与自由有密切的联带关系，究属哪一个是因，哪一个是果，几乎无法辨认。希罗多德是最佩服埃及的一个史家，在他的记载里，他叙述埃及女子不问家事，把纺织的任务交给丈夫，自己却到市上去经营商业去；这种情形和希腊的大不相同，他就诧为奇事[2]。总之，决定妇女的道德的责任的，是社会生活里的经济因素，决定夫妇之间的地位关系，大部分也是它[3]，这因素要在女子自己的手里，她的

一样，她可以给它一个野鸭绒的垫子，来代替原有的鸡毛垫子，可以给它鸡肉吃，来代替原先的牛肉，但是那条狗在身体上和脑筋上究竟得了多大好处，仍旧是一个问题。”见女士所作《今日的妇女运动》（*The Woman's Movement of Our Day*）一文，载1902年1月的《哈泊氏奇货集》（*Harper's Bazaar*，似为一种杂志）。女士深信妇女的寄生现象是今日社会的一大危机，如其不加挽救，“全部文明国家的女子前途坠入一个绝对依赖的深渊，万劫不能自拔”。

[1]　霍布豪斯说：在罗马与日本，父权制度虽已发达到一个最高的限度，但遇有有资产的女子，两国的法律便都能予以保护，而男子实际上反退居一种隶属的地位。见763页注[2]所引霍氏书，第一册，第99、169、176页。

[2]　同759页注[1]所引书，第二册，第三十五章。这位希腊的大史家说：当时奉养老辈的责任，在女而不在男。就从这一点，可知当时妇女的经济地位是很高。后来别的观察埃及文化的人以为埃及女子很像是男子的老板，例如罗马的史家提奥多罗斯（原名见763页注[1]）观此，也就觉得不足为奇了。

[3]　霍布豪斯（见763页注[2]）、黑尔（Hale）和格罗色（Grosse）却以为一个经济地位高的民族一定有高的妇女地位。但韦思特马克（见724页注[1]）则和希瑞拿女士（见786页注[1]）的见地相同，以为此项须修改后方可接受，不过同时也承认农业生活对于女子的地位有良好的影响，因为女子自己也是躬亲其事的分子。所以民族经济地位虽好，未必能真正提高女子的地位，除非女子在经济活动里的名分确乎是生产的，而不是寄生的。

道德责任也就大些，家庭的地位也就高些。在这一点上，比较后期的文化也就回到了初期文化早就有过的经验，就是女子比较的和男子平等，经济上也比较的能独立[1]这在上文已经说过。

在近代的领袖的各大国家里，在最近百年以来，风俗与法律都已经能通力合作，使妇女能获得一天大似一天的经济独立。这其间一部分的领袖自然是英国，它是近代工业运动的发难者，因为发难得最早，也就最早的把女子慢慢的圈入运动之内[2]。女子一经加入，于是法律上便不能没有种种变动，来适合这新的环境：所以到了1882年，英国已婚的妇女，对于自己的血汗所赚来的钱，便有了所有权，完全归自己支配。在别国，不久也就有同样的运动和同样的结果。在美国，和英国一样，到现在已经有五百万的女子在自食其力，并且此数还在很快的继涨增高，至于她们的待遇，和男工人比较起来，似乎比英国的还要好。在法国，在大多数的重要职业里，如各种自由职业、商业、农业、工业，女子要占到25%到75%，而尤其重要的职业，像各种家庭工业和纺织工业里，女子要占到大多数。在日本，据说五分之三的工厂工人是女子，而纺织工业则完全在女子的手里[3]。这样一个运动，究其实，可以说是一个

---

[1] 韦氏又曾经征引许多例子，证明野蛮民族的女子往往有很可观的财产自主权，但文化进入高一些的境界以后，此种权利便有消失的倾向。见第724页注[1]所引书，第一册第二十六章，又第二册第29页。

[2] 英国机械工业界女工的逐渐增加实始自1851年。目前（1909—1910）的估计，在工商界的女子约有350万人，此外还有150万做家庭仆役的女子。详见赫士伦（James Haslam）在1909年《英国妇女杂志》（*English-woman*）上所发表的几篇文章。

[3] 参看蔼布生《近代资本主义的演进》（J. A. Hobson，*The Evolution of Modern Capitalism*），1907年第二版，第十二章“近代工业中的妇女。”

对于个人的权利、个人的道德价值、个人的责任的新观念的社会的表示。唯其有了这个观念，霍布豪斯说得好，女子才不得不把自己的生命托付给自己，古代的婚姻法律才不得不变做一种古董，而古老相传的“女子无才便是德”一类的理想才不得不终于揭穿，而呈现它的虚伪的情操的本来面目[1]。

十七　经济独立的又一方面

但上文种种还不过是一面的理论。女子的加入工业生活，并且加入后所处的环境又复和男子大同小异，这其间也就无疑的引起了另一派的严重的问题。文化的一般的倾向是要叫女子经济独立，也要叫她负道德的责任，是没有问题的。但是不是男子所有的职业以及种种业余职务，女子都得参加，都得引为己任，而后不但女子自身可得充分发展之益，而社会全般亦可收十足生产之功，我们却还不能绝对的看个清楚。但有两点事实是很清楚。第一，社会现有的种种职业与业余职务既一向为男子所专擅，则可知它们的内容和设备的发展是在以男子的品格与兴趣做参考，而与女子太不相谋。第二，种族绵延的任务、与此种任务所唤起的性的作用，在女子方面所要求的时间与精力，不知要比男子的大上多少。有此两点的限制，至少我们可以了解，女子之于工业生活，决不能像男子的可以全神贯注，而无遗憾。有几位生物学家甚至于以为除了家庭与学校的场合以外，女子便根本不应该有什

[1]　同763页注[2]所引书，第一册，第228页。

么工作。赫金孙（Woods Hutchinson）说：“任何叫女子做工业劳作的国家是要入地狱的。”[1]这见解是走了极端的。但是从经济的眼光来看，学者也未尝没有类似的见解，蔼布孙（Hobson）曾经讨论到这问题，在总结的时候，他说：此种机械工业把女子从家里驱逐出来的倾向，是“一个和文明作对的倾向”。又说：家庭的忽略，“就大体而论，是现代工业对于我们的生命所下的最惨痛的毒手；我们的物质的生产品是增加了，但我看不出来，无论它增加到什么程度，它对于这种创伤会有什么抵补的力量。除了绝少数的例外，女子加入工厂生活以后，一个家庭在生理与道德的健康上，是没有不受剥削的。在工厂生活的急迫、扰攘、与危险之下，要做一个良妻、贤母、和家庭的主妇，是不可能的。除了在最特殊的情形之下，无论我们把工资提得多高，我们决不能弥补这种种损失，因为它们的价值要更高一级，不是金钱可以换取。”[2]这些话是不错的。我们到了今日，才渐渐的明白，以前“妇女运动”的许多先进，一面努力于打破女子的受制于人的地位，一面却对于“受制于人”的诠释，始终是非常陈旧。他们以为男子的地位与作业总是优越的，男子是胜利所属的一性，所以只要取得他们的地位与作业，比而同之，不就等于脱去了桎梏而不再“受制于人”了么？旧的“妇女运动”中一切偏激与不稳健的事物，有时候可以叫人伤心，觉得无理，便全都可以推源到这个谬误的见解。在旧的“妇女运动”里，她们就根本没有看见，

---

[1] 《达尔文所传的福音》（*The Gospel According to Darwin*），第199页。

[2] 同788页注[3]所引蔼氏书，第十二章，又参看霭氏自著的《母与子》，《性心理学研究录》，第六集，第一章。

一样讲权利，第一个权利便是做女子的权利，做母亲的权利；唯其有这种权利，所以她们是种族的泉源，是性生活的立法的人，其势力所及，不但为性生活的本身，亦且为与性生活有联带关系的种种生活。总之，女子的地位特殊，一种经济状况的重新安排，使可以满足此种特殊地位的要求，似乎是不可少的，前途也是必得成为事实的，但重新安排的结果，对于女子的独立性与责任心，大约也不会发生什么不良的影响。就已往、目前、与未来的形势而论，我们便可以得像法国女作家亚当夫人（Madame Juliette Adam）所说的一个综合的观察，就是，已往是男子的权利牺牲了女子，目前是女子的权利牺牲了小孩，未来呢，我们总得指望小孩的权利重新把家庭奠定起来。这一点精意我以前在《母与子》的一文里，已经提到过，将来讨论到优生问题的时候，自然还不免续有论列。

十八 个人责任发达后的效果

至于说女子的经济独立，用什么方法才能得到完全的保障，而在保障之际，因为同时要照顾到她生儿育女的特殊义务，社会全盘又应该负多少责任，这些，从我们目前的立场看去，都还是次要的问题。但目前的运动，确乎是已经走上这个方向，是可以无疑的；前途细节目的安排，须如何而后可策万全，教我们放心得下，也毕竟是余事。所以我们姑且把经济独立的一点结束开去，进而直接讨论女子责任心的发展对于性道德正在发生什么影响。我们但须把一般的与比较显而易见的部分约略提到，也就够了。

道德的责任心一经开始活动以后，第一点和最显而易见的一点要求是：我们得充分接受性关系的真实性，唯其真实，所以丝毫不能玩忽，不容假借。在以前，因为道德上不负责任，经济上不能独立，女子往往受环境的威胁利诱，把她毕生在生物学上最关紧要的一件事实，误认为无足重轻，可以狎弄；设或不然，再狡黠一些的，又不惜借重这一件事实，以为奇货可居，凭了它，可以和别的女子争妍斗宠，可以玩男子于股掌之上，男子虽自以为优胜，到此，也就不能不暂时低首下心，拜倒石榴裙下。这两种态度，一侮狎，一骄倨，都是错误的，都没有能尊重性的真实性。英国文学里，最伟大和最有代表性的那本小说描写到它的男主角的时候，说："在他的引为和个人的荣誉有关的原则里，'加仑脱瑞'（Gallantry）（就是对于女子的一种特殊的尊重爱护），也就是一条，有人要向他挑战，叫他爱一个女子，那他就不能不爱，好比有人向他挑战，叫他摆擂台一样，因为这才是英雄本色呀！"他那时候已经有一个十分心爱的女子，这女子后来也果真嫁了他，但有一天在化装舞蹈会上遇见了一位贵妇人，他的英雄本色就逼着他出来和她周旋，把她迎接到家里过夜[1]。所以要是一个女子完全在姿色风情上用力，而同时又有可以把一切责任推在男子身上的自由[2]，那她就很容易做一个诱奸的主动人

---

[1] 见英国小说名家费尔亭（Fielding）所作小说《汤姆·琼斯》（*Tom Jones*），第三篇，第七章。

[2] 甚至于基督教会也接受这种支配责任的方法，所以"诱致"（solicitation）的罪名，就是听取认罪的神父诱奸认罪的女教徒的罪名，是完全在神父身上，而与女子无干。

物，而借此唯一的机会来表示她的独立与权威。至于男子的一方面呢，他那种谬误的“荣誉”的见解，即所谓“英雄本色”的见解，既已喧宾夺主似的把自然的责任观念驱逐一空，便几乎什么事都肯做。只要美人吩咐得出，英雄便做得来。相传美人在看武士与狮子斗的时候，狮子已经上场，而美人的手套忽然掉进圈子里去，美人就吩咐英雄去捡，手套是终于扔了上来，而英雄却一去不返。据说他向她扔手套的时候，脸上那种瞧不起她的神情才难看咧。这就是所谓“加仑脱瑞”，对于女子的一种特殊的尊重爱护；上文所提的那本小说，《汤姆·琼斯》（*Tome Jones*）便是在这方面最善于描写的。在一个女子不负道德责任与不能经济独立的社会制度里，“加仑脱瑞”是一种必然的产物，它和比较原始时代以及近代的两性平等观念，是完全相反的，它和自然的两性间两相爱悦、彼此调情的共通的习惯，也根本上有冲突。

一旦女子能自己制裁她的性生活，并且知道此种制裁的责任决不能挪移到男子的肩膀上去，从那天起她对于男子的性生活，也自会间接发生影响；以前总是男子影响了她，现在该是她的机会来影响男子了。至于此种影响大体上究属取什么方式，现在还不敢预测。有人以为那情形也许和以前的恰好相反，以前男子既出钱买妻，并且一定要买到“原货”，即婚前的贞操，从今以后，也许有钱阶级的女子可以买丈夫，同时并且一定要拣童身的[1]。但这种看法，未免太浅薄得可笑了。我们要知道，就女子

[1] 见格尔逊（Adolf Gerson）所发表的文字，见736页注[1]所引参考物，1908年9月号，第547页。

的心理而论，天真烂漫、守身如玉的男子，对她们是没有吸引力的，不但没有吸引力，并且很有理由可以教她们猜疑到此种天真烂漫的根据，如发育不全与天阉之类[1]。但话虽如此，至少有一点是可以预料的，就是，女子对于丈夫在婚前的种种，她要追问的时候，不免比以前要细到，要认真。恋爱的艺术是应该由男子发动的，女子的天然倾向之一，是要求男子对于这种艺术先得有相当的准备，但无论此种要求如何强烈，她至少会知道，从妓女那边得来的准备决不是最适当的准备。讲到娼妓制度，我们在另一篇文章里已经加以讨论[2]，我们知道它也是一种不负性道德责任的东西。它和性道德责任的不相能，可以说是和父权支配下的婚姻到底没有什么分别，父权支配下的婚姻制度和娼妓制度原是两个共存共荣的东西，宜其在这方面的性质也相同了。娼妓的制度，无论它间或对于女子有过什么贡献，归根结蒂是男子的要求所造成的。男子说，一部分的女子应该安放在一边，专作满足男子性欲之用，其余的一部分便该在禁欲主义的原则之下，培植起来，到了相当时期，便有权利可以在治家、生育等等方面派到用处。这样一个安排的方法，假若我们不用个人责任的眼光来看，自然也不能算坏，几千年来，虽屡次受种种势力袭击，始终能站得住，也足征它是一个十分妥当的安排方法。但同时也承认它和

[1] 丈夫的性知识的缺乏，往往可以引起不幸福的结果，作者以前在讨论《女子的性冲动》（*Sexual Impulse in Women*）时，已加以讨论，见《性心理学研究录》，第三集。未来讨论到《恋爱的艺术》时，还有机会要讨论。

[2] 霭氏另有专论娼妓问题的一文，和本篇同为《性心理学研究录》第六集的一部分。——译者

文化的段落以及社会的组织有联带关系，文化有进境，组织有改变以后，它也就不能继续维持了。一个民治主义的文化，对于一切阶级的人物，不分男女，都指望在经济上能独立，在性道德上能负责，在这样一个文化里，这种安排就不大配称了。对于这一层事实，女子也许要比男子开始了解得快些。

又有人以为高度的道德责任心发达以后，女子那种以真作假以假作真的习惯，就行不通，而经济独立以后，她的矫情与夸大也就无所用之；这些原是弱者的一种自卫的心理工具，当初虽不无存在的理由，以后是可以无须的了。讲到这一点，我们得小心，稍一不慎，我们的话就难免不公允。我们要知道，在性的范围以内，处弱者的地位的，往往也是男子，而男子也就有他的自卫的心理工具，初不仅女子为然。承认了这一点，我们便不妨进而推求女子在这方面的矫揉造作究竟发生了些什么结果。几千年以来，男子对于女子的种种误解，其实就是她们这种矫揉造作的自卫行为所产生出来的。男子因为不明矫揉造作的道理，遇到女子有此种行为时，不是不理会，便是太认真，不知道不理会固然不是，太认真也有错误。女子的性的行为本来是够曲折的了，再加一些造作的功夫，于是便使男子如入五里雾中，越发不可捉摸。英国的日记文学家庇泼士（Pepys）便是这样一个男性的代表人物，他对于男子心理上的种种罪恶，也能很老实、很活泼的表现出来，他在他的日记里就记上这样的一件事。有一天他去看马丁夫人，马丁夫人的妹子桃儿出去买一瓶酒，回来的时候，满脸是气，为的是有一个荷兰人把她挤到一间马厩里，把她推了一跤，又把她向空抛着玩儿。庇泼士自己和桃儿很熟，时常和她动手动脚，所以就觉得奇怪，以为桃儿对那荷兰人的生气是“世间女子虚伪成性的最好的一例了”。[1]原来庇氏以为一个既可以与一个熟识的男子逗着玩，就不妨和任何不相干的男子有同样的行为，甚至于一个醉汉的粗手粗脚，也在不应拒绝之例。这也未免太糊涂了。

庇泼士的糊涂，就正坐太过于照顾男子的权利，而太过于假定女子是一种虚伪成性的人。但女子的矫揉造作，究竟有多少事实的根据，倒还是一个值得推敲的问题。假使此种品性是根深蒂固的话，岂不是前途讲求道德的责任的一大障碍。犯罪心理学者如朗勃罗梭（Lombroso）与弗瑞罗（Ferrero）以为女子的矫揉造作“差不多是一个生理的”现象，他们还举了不少的理由来充实这个结论[2]。以前的神学家也殊途同归的得到了同样的一个结论。教父戈瑞（Gury）说：“一个听取忏悔的话的人，对于女子的话，切不可立刻相信，因为女子有撒谎的习惯倾向。”[3]这种说法是很普通的，无论女子方面有多少人一向不撒谎，一般人的印象总以为撒谎的倾向是女性的一个特征似的。假若这倾向确有事实的根据，那么，我们应当知道，它一大半是女子受拘束抑制后的结果，拘束一去，压迫一去，这种倾向也就会跟着消灭。但假若同时真有一些“生理学”的根据，而和羞涩、易感性、同情心一类女子的特性有些因果关系，那么它就不会有消灭的一天，

---

[1] 见庇氏所作今日已成英国文学界名著的日记，惠特莱（Wheatley）编订本，第七册，第10页。

[2] 见朗勃罗梭与弗瑞罗合著《犯罪的妇女》（Lombroso and Ferrero，*La Donna Delinquent*）；又霭理士《男与女》（*Men and Woman*）第四版，第196页。

[3] 见戈氏所著《道德的神学》（*Theologie Morale*），第381则。

因为这些特性是有先天的基础而万万不能改变的。在这种情形之下，最多我们只能希望道德的责任心一经发达以后，可以加以限制，使不致畸形发展，而叫人无从辨认罢了。

十九　女子性格与负责的能力

男女两性之间，就天赋的能力而论，究属谁在道德方面，比较卓越，是常有人问而事实上很不通的一个问题。我们在这里可以不必多说。许多年以前，有一位说话最有含蓄最耐人玩味的恋爱道德家瑟南古（Senancour），早就有过一个答复，我们把它引来就够了。他说："就整个的局面而论，我们没有理由说究属哪一性的道德性更来得优越。两性各有各的错误，也各有各的善意的地方，两相拼凑，也就不分上下的成就了自然的旨意。我们很可以相信，在人类的两大部分中间，种种善缘孽果，也就大致相同。例如讲恋爱吧，我们平时总喜欢把显而易见的男子的放辟邪侈和一望而知的女子的幽娴贞静互相对比，以为男子不及女子；其实呢，这种估量的方法是徒然的，因为事实上男子对女子所犯的错误，在数量上一定和女子对男子所犯刚好相等，不会多也不会少。在我们中间，完全诚实的女子要比不欺暗室的男子为多，但这种多寡的分别是显而易见的很容易扯平的[1]。但这个男女道德性的比较问题，理论上虽若容易解决，事实上对于人类全

[1]　何以容易扯平，殊不明白，难道说男女的人数既相抵，则一部分"完全诚实"的女子遇到了不修边幅的男子以后，也就势有所不能保持她们的"完全诚实"么？——译者

盘的生活里、或一国的生活里，已经够产生许多问题，那么，我们在这里的辩论，也就近乎无的放矢了。”[1]

男女两性间的关系，原是一些彼此相须相成、相互抵补的关系，瑟氏这一番结论也是根据这种关系而说的[2]。

不久以前，法国的思想界，对于这问题上有过一番文字上的会通的讨论，尤其注意到忠诚这一点[3]。参加这讨论的都是一些著名的男女领袖，有的说通常女子要比男子优胜，有的说男女只是不同罢了，其间无所谓优劣高下；但谁都承认只要女子能够和男子一样的独立，她们的忠诚也就不亚于男子。

一半因为传统的思想与教育，一半也确乎因为女子的特性，我们很承认许多女子对于道德责任的权利不敢自信，因而就不愿意担任下来。她们不但不担任，并且还要从而为之解释，说女子天职是应该牺牲自己的，或者另换一种比较用专门的术语的说法，女子的天性是要“受虐淫”的（Masochistic）[4]。克拉夫特-埃平（Krafft-Ebing）不说过么，世间是有这么一回事的，就是，女子的天然的“性的降服”（sexual subjection）[5]。这种说法究属确不确，我们看不太明白，但即使假定是确实的，女子

---

[1] 同735页注[2]所引瑟氏书，第二册，第85页。

[2] 参看霭氏自著的《男与女》，第四版，尤其是第448页以降。

[3] 法国《过眼杂志》（*La Revue*），1909年1月1日。

[4] 变态性心理学所承认的种种变态里，有两种相对立的变态，一个叫作“虐淫”（Sadism），一个叫作“受虐淫”（Masochism），也可以译作“作践淫”与“被作践淫”；前者以“作践”对方得性的愉快，后者则适得其反。——译者

[5] 《性心理变态的病源论研究》（*Beitraege zur Aetiologie der psychopathia Sexualis*），第二篇，第178页。

的道德责任还是道德责任，也不能因为它便给取消呀。

布洛克和奥埃仑堡（Eulenburg）都竭力否认女子在性的方面有天然“降服”的倾向，他们认为这种倾向是后天人工的产物，是女子社会地位低落的结果，并且说，要是当作一种生理的特点来看，那么，男子在这方面反而比女子要厉害得多[1]。据我所能见到的，我也以为女子要比男子肯牺牲自己的看法，并没有多大生物学的价值。所谓自我牺牲，假若其间有些微强迫的意味，不论此种强迫为物质的抑或道德的，就不配真正用自我两个字；即使是一种从容就义的行为，也只能说是牺牲了一个小善，来换取一个大善。一个人吃了一顿好饭，我们也不妨说他“牺牲”了他的饥饿。即就传统的道德的范围而论，一个女子爱上一个男子，终于牺牲了她的色相，她的“名誉”，但因为这一番牺牲她便得到了一些她认为更有价值的东西。有一位女子曾经说过：“一个女子能够献身于自己所爱的男子，而使他快乐，这对于她是何等的一个胜利呀！”所以建筑在健全的生物基础上的道德是用不着“牺牲”的。即使要用的话，那么，生物求爱的自然法则所要求的自我牺牲，是在雄的、牡的、男的一方，而不在雌的、牝的、女的一方。著名猎取狮子的狩猎家詹尔哈（Gerard）说，牝狮子总是挑选那最有力的牡狮子做配偶的；在挑选以前，她鼓励他们打架，不是决一个雌雄，而是决一个谁是最雄；她自己却悠闲自在的躺着，肚子着地，两眼向前，看他们相杀，那根

[1] 这一点霭氏在论《恋爱与痛苦》（*Love and Pain*）时，曾经加以讨论，见《性心理学研究录》第三集。

尾巴还不住的像一根鞭子似的左右打动，以表示她的快乐。每一只牝狮，总有好几只牡狮向她求爱，但她只接受最优胜的一只。这样一个求爱的过程里，岂不是究竟是牡狮子牺牲得大，而牝狮子却毫无损失？这原是大自然界一种权衡轻重的方法，在生殖功能上，牝的一方的责任既特别的严重，那么，在此种功能实现以前的求爱的过程里，自不宜叫她再吃什么牺牲的亏。

二十　性交、生殖、母道与社会的权限

上文所讨论的种种似乎可以叫我们得到这样一个结论。就是，道德的责任心发达以后，女子的行为要比以前为易于了解[1]；至少她多少可以有自己制裁的力量，而别人不必多问。在性关系一方面，尤其是如此。在已往，男子要有“百善”，而女子所要讲求的，只有“一善”。这在以后是不可能的了。把女子的性行为的责任，大部分都堆在她自己的肩膀上以后，性的行为也就可以成为一桩私人的事，不管是好是歹、是善是恶，可以由她自己认账，社会从此可以不必多问。性交的行为是一件生理的事实，为男子如此，为女子也未尝不如此；它也是一件精神的事实，但并不是一件社会的事实。它非但不是一件社会的事实，并且在实行的时候，要比任何事实宜乎守秘密，而不宜公开。这不

[1]　迈瑞德女士说：“男子总不肯不替女子定下规矩，说该做这样，不该做那样，这种脾气一天不改，他就一天不会了解她。”同781页注[1]所引书，第199页。

宜公开的一点，又是人类共通，甚至于全部动物界也都共通的事实。这不公开的要求，对于女子尤其是不可少，因为羞涩贞静的心理在她一方面尤其是发达，而此种心理也有它的生物学的根据，是改变不来的[1]。然则社会管得着些什么呢？一定要等到生了小孩子，或得了胎，社会对于男女间的性的行为，才有过问与置喙的权利。假若没有生育的关系，那么性交的行为，便和别的私人的生理行为一样，当然和社会不生关系。社会要过问的话，不是横加干涉，便是多管闲事。[2]但是孩子的产生却是一件社会的事实。社会要管的是，不是进子宫的是什么，乃是出子宫的是什么。多一个小孩，就等于多一个新的公民。既然是一个公民，是社会一分子，社会便有权柄可以要求：第一，他得像个样子，可以配在它中间占一个地位；第二，他得有一个负责的父亲和一个负责的母亲，好好的把他介绍进来。所以爱伦·凯说，整个儿的性道德是以小孩子做中心的。

我们的讨论快到一个终点了。到此，我们也许可以看出来，女子道德责任心的发展，所引起的变迁，是怎样的巨大。女子的责任一天不能发展，她的性行为的担子，一天要教她的父亲或丈夫挑着，还要社会的人从旁杭育杭育的喊着，那么，整个儿的性道德，便一天不能脱离那个旧的中心，就是，女子的阴道的入口处。为道德的维持计，整个儿的社会的耳目便不能不集中在那一点上，而婚姻法律的规定，也随时随地不能不拿那一点做参考。

[1] 参看霭氏《羞涩心理的演进》一文，见742页注[4]。

[2] 同718页注[1]。

这在以后也是不可能的了。无论性或其他方面，女子一经负道德的责任以后，社会再要向她最切身的生理与精神行为，横加窥伺，那就不特叫人难以容忍，也未免太无意义了。她要有什么社会的行为，她就自会直接向社会负责，但在这行为没有成事实以前，她对它是没有责任的。

这新的女子的道德责任究竟包括些什么，究竟牵涉到些什么，在这母道的一点上我们就可以看得分外的清楚。在以前的道德系统之下，对于性交的行为，男子则有负责的自由，而女子则否，于是乎，天下最便宜的事便是没有生育结果的性交，而天下最吃亏的事便是有生育结果的性交。就彼此自然的倾向而论，男子最大的快乐，是在前一种的性交，而女子的则在后一种。旧式的性道德对于女子的悲剧就在这一点上产生出来：性交原是男女两人的事，以两人之事而由一人负责，在男子好像是已经尽了他的人事，但在女子一方面，却因为种种社会的法律的限制，却未必真能责成男子负责，除非是她对于男子为她而不为他自己所规定下来的种种条件，先加以满足。要知只是性交这一件事，也就是男子所最欢迎的一件事，无论在何种情势之下，是没有多大社会的严重性的，但生男育女的事却有极大的严重性，而此种严重性的责任，除非女子早就做到对于男子所要求的种种条件，便得由她负担，而成为一种罪名。尝甜头的是男子，吃痛苦的是女子：徒负负责之名的是男子，而吃实际不负责的亏的却是女子，天下不公平的事，还有比这更厉害的么？以前父权制度下社会生活的安排里，最不幸的一种结果，大约要算它，而最不自然的结果，也非它莫属了。在伟大一些的政治组织里，只要女子有一点自己管理自己的权利，这种不幸与不自然的结果是从没有发生过的。

一般专说现存话的抽象的理论家当然会说，也确乎说过，女子尽可以自己做主，不受男子的诱惑，她们在没有把男子稳稳地圈入婚姻的牢笼以前，大可不必轻言恋爱。这真是绝对没有用处的现存话，因为它没有理会，恋爱虽属自然，即一夫一妻制度亦不无自然的依据，而法定婚姻却不过是一种浮面的形式，除非一个人的自然的冲动是十分微弱，它是没有多大约束的力量，即使有，也不能永久的加以约束。文化的增进，叫人能更加有先见之明，更加能制裁自己的行动，原是不错的，但假若太信任这种先见与制裁的能力，而想把一种像性欲一般的自然势力完全托付给它们，那就未免非愚即妄了。李氏的那本教会《独身主义史》（Lea，*History of Sacerdotal celibacy*）不早就把这种见地之所以为愚妄，一劳永逸的告诉我们了么？

还有一层，假若我们在这方面把男女的种种自然的行为倾向比较一下，便可知女子虽比较的幽静、谨慎，而先见与自制的能力实不及男子。同时女子的性欲的范围却远比男子为大，所以一经唤起，其控制与驾驭之难，亦远出男子之上[1]及[2]。所以我们要是太把先见与自制的能力相责，在男子则失诸轻以约，在女子则失诸重以周，都是不公平的。在性的园地以内，女子的名分既要

---

[1] 参看沈起凤（桐威）《谐铎》卷九，“节母死时箴”一则。——译者

[2] 这一层的详细理由，参看霭氏所著《女子的性冲动》（*The Sexual Impulse in Women*），亦见《性心理学研究录》第三集。

远比男子为大，则我们研求标准的时候，我们主要的参考物，也宜乎是女子的自然的要求，而不是男子的。

女子的性责自成为事实以后，生活中种种自然的关系就重新找到了合乎生物原则的位育，母道也就还归到它原有的神圣的性格。子女的成孕与产生，应该在何种条件之下，才算最为合宜，也就成为女子自己最关切的事。一个孩子的出生，总得有一个负责的父亲，公开的加以承认，这当然还是社会应该注意的一点，但出生的环境以及种种的条件，总该由母亲自己负责。这一种立场与见地，在理论上与事实上，目前在开明一些的国家里，都已经渐渐的受人了解。[1]

---

[1] 近年来代表此种见地的著作已日见其多，例如伐尔蒙特教授1908年出版的《婚姻与婚姻权利》（Prof. Wahrmund，*Ehe und Eherecht*）；爱伦·凯女士的作品几乎有开辟一个新纪元的价值，我在此差不多可以不必再提。她许多作品中，尤其有价值的，当然是《恋爱与婚姻》（*Über Liebe und Ehe*）（法德具有译本），其次便是《儿童的世纪》（*The Century of the Child*）；卡本特的《爱的成年》（有中译本）；福瑞尔的《性的问题》（Forel，*Die Sexuelle Frage*）；布洛克的《现代的性生活》（见732页注[1]）；希笃各女士的《恋爱与妇女》（见782页注[2]）；雷比1908年出版的《家庭中的妇女》（Paul Lapie，*La Femme dam la Famille*）。